北京同仁医院专家的

儿童视力养护书

焦永红 / 主　编　北京同仁医院主任医师、教授、博士生导师

浦佳宁 / 副主编　北京市海淀区妇幼保健院眼保健中心主治医师

U0242129

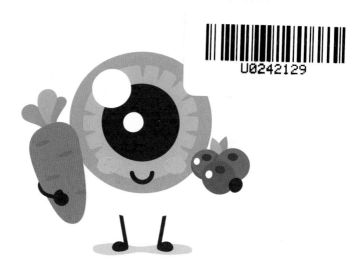

中国轻工业出版社

图书在版编目（CIP）数据

北京同仁医院专家的儿童视力养护书／焦永红主编
. —北京：中国轻工业出版社，2023.6
ISBN 978-7-5184-4389-5

Ⅰ.①北…　Ⅱ.①焦…　Ⅲ.①儿童－视力保护　Ⅳ.
①R779.7

中国国家版本馆CIP数据核字（2023）第046147号

责任编辑：赵　洁　　　　责任终审：李建华　　整体设计：悦然生活
策划编辑：翟　燕　付　佳　责任校对：宋绿叶　　责任监印：张　可

出版发行：中国轻工业出版社（北京东长安街6号，邮编：100740）
印　　刷：北京博海升彩色印刷有限公司
经　　销：各地新华书店
版　　次：2023年6月第1版第1次印刷
开　　本：710×1000　1/16　印张：11
字　　数：180千字
书　　号：ISBN 978-7-5184-4389-5　定价：49.80元
邮购电话：010-65241695
发行电话：010-85119835　传真：85113293
网　　址：http://www.chlip.com.cn
Email：club@chlip.com.cn
如发现图书残缺请与我社邮购联系调换
220244S3X101ZBW

眼睛是心灵的窗户，更是儿童认知学习的主要输入口。让孩子拥有一双炯炯有神的眼睛，是每位家长的期盼。然而近些年，由于学龄儿童过早地接触电子产品，再加上繁重的课业负担导致用眼过度，许多儿童的视力呈现严重的下降趋势。

2018 年，国家卫生健康委员会开展了一次全国儿童近视调查工作。调查结果显示，全国 6 岁儿童的近视率为 14.5%，小学生近视率为 36%，初中生近视率高达 71.6%，高中生近视率则高达 81%。另外，在小学和初中阶段，近视率随着年级的升高呈快速增长的趋势。

近视会导致远视力下降，在日常生活中频繁出现视疲劳的状况，严重影响儿童的生长发育和对科学文化知识的学习。另外，因社会发展需要，有些职业因其特殊性对视力有要求，有许多人因为视力不良而不能从事这些职业，成为一生的遗憾。可见，视力下降不仅影响孩子的颜值，还关系着孩子的前程和未来。所以，从小保护视力刻不容缓！

儿童期是保护孩子视力的关键期，童年的视力状况往往会伴随孩子的一生，正确的用眼习惯、必要的户外运动，以及特定的视力强化训练尤其必要。

本书由北京同仁医院眼科专家编写，专为关心孩子视力健康的家庭设计，让家长在防控孩子视力下降的过程中少走弯路；使孩子从小培养良好的用眼习惯，为将来的人生和事业打下良好基础。书中融合了同仁医院眼科专家多年的临床经验，结合临床医案，重视实际操作，将儿童护眼知识描述得通俗易懂。内容主要包括五大方面：如何判断孩子眼睛出了问题，怎样为保护孩子视力创造环境，科学有效的视力保护方法和简单易操作的视力保护游戏，怎样预防和改善近视，以及儿童期常见的散光、弱视、远视、斜视等问题的具体干预措施。

孩子视力的保护任重而道远，别让近视等视力问题给孩子的人生设限。衷心希望此书能给儿童视力保护带来全新的启示，给孩子一个明亮的世界！

眼科门诊
没空告诉你的10个问题

预防近视最有效的方法是什么？

A 科学研究发现，充足的户外活动能够预防近视发生。天气晴朗、光照良好的情况下，每天保证 2 小时户外活动，每周累计 10 小时以上的户外活动可以抵消高强度近距离用眼的不良影响。即使父母双方都近视，每周户外活动 10 小时以上对孩子视力仍有明显的保护作用。需要注意的是，户外活动不等同于体育运动，选择看远处多的活动方式就行，比如放风筝、散步、打乒乓球等。

什么是远视储备？保护好远视储备有什么益处？

A 一般情况下，新生儿的眼球为远视状态，平均为 300 度左右，这种生理性远视称为远视储备。随着生长发育，儿童青少年的远视度数逐渐降低，一般到 15 岁左右发育为正视眼，这个过程称为正视化。如果过早过多近距离用眼，有些儿童在 6 岁之前就可能用完了远视储备，那么在日后很容易发展为近视。所以，越早保护孩子的远视储备，近视的发生率就会越低。

把电脑屏幕调成绿色，就能让孩子不近视吗？

A 不管屏幕是什么颜色，用手机和电脑都属于近距离用眼。保护孩子视力，还是要经常远眺，让眼睛得到充分的休息。

看电子产品时戴防蓝光眼镜对预防近视有效吗？

A 有很多媒体宣传，儿童佩戴防蓝光眼镜可以保护视力，使用电脑、手机不会得近视，并宣称对已患有近视的儿童视力恢复也有帮助。其实不然。孩子视力下降，是由于长时间近距离注视物体，屈光系统或眼轴发生变化，从而影响视力。因此，佩戴防蓝光眼镜不能减缓近视进程。

"以形补形"能预防近视吗？

A 在网络上有很多关于近视食疗的错误信息，比如吃羊肝明目、吃鱼肝油养眼、吃什么补什么（如吃鱼眼、羊眼等可以"补眼"）。其实，这些动物的眼睛内含有胶原蛋白以及少量的DHA。DHA在婴幼儿奶粉里经常被提到，它对增强大脑记忆力和思维能力有一定帮助，对眼睛并没有太大帮助，而且这种物质在动物眼睛中含量很少，不足以起到真正的"补眼"效果。

孩子要上网课学习，又担心孩子的视力，怎么办？

A 疫情期间停课不停学，不少学校进行网络授课。学生上网课时面对的不是电脑就是手机，要长时间盯着电子屏幕。家长担心孩子视力下降，怎样做才能有效地护眼呢？

- 缩小屏幕与背景光差。屏幕的亮度和房间背景光相差太大，容易引起眼睛的疲劳，建议屏幕和窗户是侧向，屏幕光线不要太亮。

- 每看屏幕 30 分钟，眼睛要休息 10 分钟。休息时要在自然光线下远眺，家长可以陪孩子玩 10 分钟远眺的游戏，或让孩子在阳台、窗户边远眺 10 分钟。

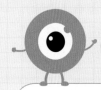

孩子近视了，一定要戴眼镜吗？

A 孩子近视后是否需要佩戴眼镜，主要取决于近视对裸眼视力造成的影响。如果只是处在假性近视或者低度近视的状态（50 度以内），对裸眼视力影响比较小，不影响正常的学习和生活，这种情况可以不用佩戴眼镜。平时保持良好的用眼习惯，避免过度用眼，减少电子产品使用时间，适当增加户外运动时间，都可以让眼睛处于相对舒适的状态。但是如果近视的度数比较大，对裸眼视力造成的影响特别明显，已经影响正常的学习和生活，就需要佩戴眼镜了。

- 如果选用框架眼镜或功能性离焦眼镜，建议坚持佩戴，避免时戴时摘，以便控制近视进展的速度。

- 如果选用角膜塑形镜进行治疗，白天无须戴镜，晚上坚持佩戴，并定期到医院进行复查，在医生的指导下使用。

什么样的户外运动能有效护眼?

A 在空旷、通风、人员不密集的地方增加户外运动有利于预防近视,比如放风筝、打乒乓球、登山等。

放风筝时,风筝可以吸引孩子的注意力,孩子的眼睛不由自主地处于远眺的状态,使睫状肌得到放松、休息;在打乒乓球时,双眼会自然地跟随乒乓球运动,能非常好地改善睫状肌的紧张程度;在登山的过程中,眼睛既要关注脚下的山路,又要眺望远处的风景,会进行远近调节,在调节的过程中,眼部能够得到充分的放松。

让孩子多晒太阳,对保护眼睛有什么帮助?

A 太阳光能刺激多巴胺分泌,多巴胺具有抑制眼轴增长的作用,可延缓近视发展。建议每天最好能在阳光下活动 2 小时以上。

弱视的孩子戴上眼镜就能看清吗?

A 弱视儿童即便戴眼镜也看不清楚,这主要由弱视的特点决定的。弱视是指在视觉发育期内,眼睛没有得到足够的光线刺激,导致单眼或双眼最佳矫正视力低于正常,通过佩戴眼镜也不能让视力达到正常。一旦发现孩子弱视,家长一定要配合眼科医生,在视觉发育期内根据病因积极治疗,并进行弱视训练,促进儿童视功能正常发育。

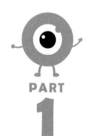

PART 1

常有哪些表现

孩子眼睛生病了，

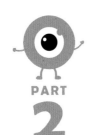

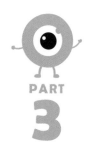

PART
3

趣味游戏＋新型眼保健操，
科学有效易操作

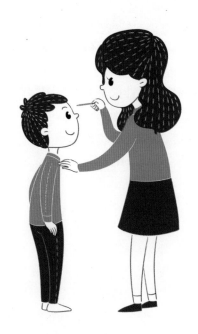

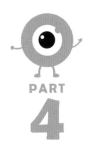

PART

4

同仁眼科医生这样说

孩子近视了怎么办？

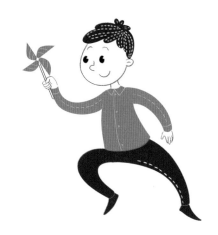

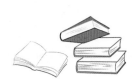

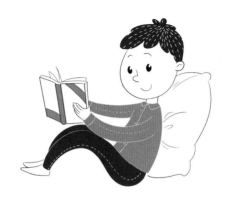

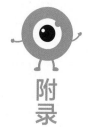

附
录

新眼保健操 /175

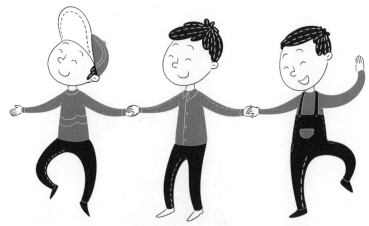

PART
1
孩子眼睛生病了，常有哪些表现

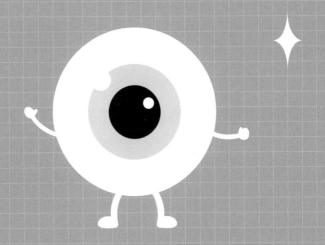

父母如何判断孩子
视力出了问题

孩子看电视、写作业爱歪头

许多家长发现，孩子平常看东西头是正的，但是在集中精力看东西时，就会把头歪向一侧，这究竟是怎么回事呢？

 典型案例

孩子看电视经常歪头的真相

欢欢上小学二年级，在春节家庭聚会时，细心的叔叔发现欢欢看电视不仅离得很近，还总喜欢歪着头，叔叔提醒欢欢的妈妈，要当心孩子视力有问题。欢欢妈妈听了叔叔的建议，带着欢欢到医院检查视力。检查结果显示，欢欢这种情况属于"侧视症"，需要尽快矫正。

◖ 侧视症是怎么回事？如何干预

孩子平时头位正常，眼位和眼球运动、屈光等各项检查都没有异常，但是在专心看电视、手机等电子产品的时候出现面部向一侧偏斜，双眼侧看向前凝视，这种现象为侧视症。侧视症有可能是屈光不正引起的，也有可能是不良的视物习惯所致。

出现这种情况建议尽早去医院进行干预治疗。日常生活中要保持正确的坐姿，在使用电子产品时保持适当的距离，定期去医院检查视力和眼位。

◑ 孩子经常性歪头，也有可能存在先天性散光

什么是散光呢？打一个比方，照相机出厂时，如果镜头质量不合格，拍出来的照片就有可能是不清晰的。先天性散光的孩子，就是角膜这个"照相机镜头"从出生的时候就存在异常，因此看到的物体是有重影的。不同孩子散光轴位有差别，有的孩子会通过侧头视物找到看东西最清晰的角度，而表现为经常性歪头。

◑ 发现孩子经常性歪头怎么办

由于斜视导致孩子歪头（眼性斜颈），时间一久会对孩子产生很严重的后果。在发育过程中如果经常歪头，孩子的脊柱、面颊、牙齿有可能出现畸形。因为孩子的颈部、牙齿和面部很柔嫩，骨骼还没有完全发育定型，一旦因眼性斜颈导致畸形，长大以后即使斜视可以靠戴镜或手术矫正，但面部、颈部畸形却不能改变。因此，家长一旦发现孩子经常歪头看东西，要立刻带孩子到医院去检查，排除斜视的可能。如果有斜视，则需要尽快手术。

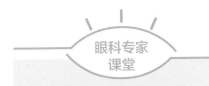

眼科专家
课堂

如果发现孩子看东西经常歪头，要去哪些科室检查？

如果孩子看东西歪头，要到三个科室去检查：第一，到骨科检查颈椎有无问题；第二，到外科检查是否为外科斜颈；第三，也是最关键的，要到眼科检查眼睛有无问题。以免发生漏诊和误诊。

孩子总是喜欢眯眼看东西

生活中，有的孩子总喜欢眯着眼睛看东西。不少家长认为这是孩子的习惯使然，其实这常常是孩子眼睛出现问题的征兆。

孩子经常眯眼看东西的原因

先天性近视的孩子容易出现弱视，眯眼视物的表现不多见。学龄期近视的孩子眯眼视物较常见。

有的孩子在看电视看不清时，会无意识地眯起眼睛。而当孩子眯起眼睛时，物像就清晰了，这是什么原因呢？

有一种科学现象，叫作"小孔成像"，其原理如图所示。

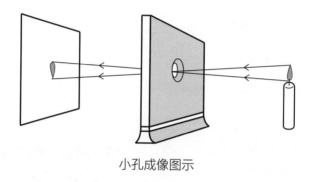

小孔成像图示

孩子眯眼睛，就相当于戴了一个微型眼镜，同时眼睑对眼球会造成一定压力，暂时改变角膜的屈光度，因此视力就会暂时提高。

通过眯眼来克服看不清是暂时的，如果不为孩子佩戴适合度数的眼镜，时间长了，会引起眼睛睫状肌的痉挛，并延误近视的矫治时机，可能导致近视度数不断加深。

孩子经常眯眼看东西，怎么办

如果发现孩子经常眯眼睛看电视，家长应该提高警惕，带孩子到医院去做视力筛查，判断孩子是否存在近视或散光等屈光不正的问题，如果确实有屈光不正，需要遵医嘱及时进行配镜治疗。

孩子走平路也爱撞东西、摔跤

走路摔跤对于刚刚学习走路的孩子来说，是一件平常的事情。摔一跤爬起来继续走，在多次练习后走路会更加平稳。但是也有一部分孩子，四五岁后走路依然爱摔跤。这是因为孩子粗心大意、走路不小心吗？不一定！如果孩子频繁出现走路摔跤、脚步发飘、奔跑时停不住等现象，家长需要重视，有可能是孩子视力出现了问题。

孩子走路时总爱摔跤，很可能是屈光参差引起的，屈光参差可能会引起弱视，孩子立体视的发育也会受到影响。

◗ 屈光参差是怎么回事

并不是每个孩子自出生，双眼都会得到同步的发育。双眼发育正常的孩子双眼视力都很好；双眼发育不正常的孩子可能出现一只眼睛视力好，另一只眼睛视力并不好。比如在临床上，有些孩子一只眼睛近视 100 度，另一只眼睛近视可达 300 度甚至 500 度，这种双眼近视或远视的度数相差超过 150 度或双眼散光度数相差超过 100 度的情况就叫屈光参差。

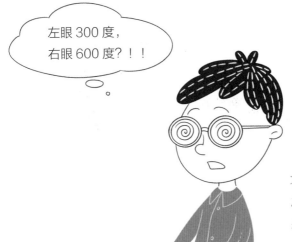

左眼 300 度，右眼 600 度？！！

孩子双眼近视程度不一致，存在屈光参差。

屈光参差的孩子，自己不能感知这种缺陷，因为自出生以后，他就以为这是正常情况。可是每次看电视的时候，一只眼看得清楚，一只眼看不清楚，两只眼睛总是在"打架"，大脑接收到两个眼睛的视觉信号也是一个清楚、一个模糊，无法将双眼信号融合成一个完整的图像，就会舍弃模糊信号，度数高的眼睛长期受抑制，不能正常发育，形成弱视。立体视是建立在双眼都能看清的基础上，所以屈光参差的孩子没有正常的双眼立体视，容易出现摔跤等情况。

☽ 许多屈光参差的孩子，错过了最佳治疗时间

有不少六七岁的学龄儿童，直到入学时才查出有一只眼睛是高度近视或高度远视。因为没有早发现，所以孩子一直用一只眼睛看东西，导致患了重度弱视却没有接受治疗，错过了宝贵的最佳治疗时间。

患屈光参差的孩子，只要在视觉发育期及时矫正，是能提高视力并建立双眼视觉的，但如果错过视觉发育期，则可能造成终生的遗憾。

孩子由于视力问题看不清路，常常走路摔跤。

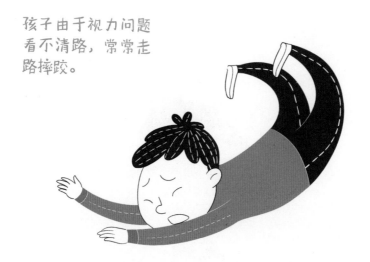

突然对喜欢的绘本失去兴趣、
总是说看不清黑板

孩子突然对喜欢的绘本失去了兴趣，或者总是说自己看不清黑板，学习成绩也随之下降。出现这两种情况时，家长应该引起重视。

● 坐车看绘本，对孩子视力有哪些影响

有些家长发现，孩子突然对平时喜欢的绘本失去兴趣，或翻看绘本的时候，眼睛离书越来越近，这很可能是近视的先兆。造成近视的主要原因是家长喜欢让孩子坐车时看绘本。

有些家长带着孩子坐车出去玩，在车上为了避免孩子哭闹，就塞一本绘本给孩子看。但是在车上看绘本，孩子的眼睛处于动态中，需要不时地动用眼内的调节系统来调整这种视觉差，以此来获得最佳视力，就像是坐在奔驰的马背上拍照，为了拍出清晰的画面需要不断调整焦距。经常动用调节系统的后果是导致视疲劳，眼睛过度调节而产生痉挛，最终可能导致近视。所以，不要让孩子在车上看绘本。

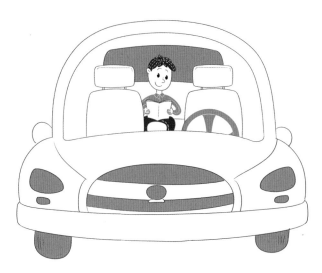

孩子坐在车上看绘本，视力很容易受到损伤，这种行为不可取。

孩子抱怨看不清黑板，很有可能是用眼疲劳

如果孩子时常抱怨教室光线太暗，或者黑板反光看不清；常常需要借用他人的笔记，考试时经常看错题，学习成绩无缘无故下降；特别是当孩子不愿意学习且无法准确表达原因时，家长千万不要一味觉得孩子是不听话、不想认真学习，而要仔细询问原因，因为有可能是孩子的视力出了问题，比如屈光不正，要及时带孩子到医院进行检查和治疗。

常做简易手指操，缓解眼疲劳、保护视力

手指操是以手指为注视点，让眼睛在近看和远眺之间交替切换，使眼内肌和眼外肌联合运动，以此防治近视的眼保健操。手指操有两种做法，适合儿童自己训练。

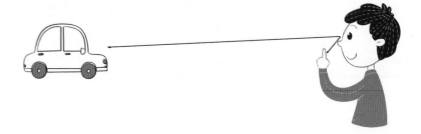

有远目标的手指操	选定一个10米远的目标，右手食指伸直，放在两眼下前方15~25厘米处。两眼交替注视眼前手指和10米远的目标各10秒，做10次。
无远目标的手指操	如在室内没有10米远目标，右手食指伸直放在两眼下前方15~25厘米处。两眼交替注视手指和想象中的远目标；或者将手指上下左右移动，两眼随手指运动。此方法随时随地可练，简单易行，可以锻炼眼外肌。

视力好坏，关键在儿童期

为什么学龄前后是培养孩子好视力的关键期

◗ 过早使用电子产品是导致孩子视力下降的主要原因

儿童期是人生成长中的重要阶段，尤其是在学龄前后，各组织器官功能均处于生长发育的关键时期。与其他器官一样，眼睛也是逐渐发育成熟的。在这个阶段，视功能逐步形成和成熟，视觉系统有相当大的可塑性，因此，必须重视儿童期视力的发育。

婴儿刚出生时，眼球通常是扁圆的，眼轴长度约为 16.5 毫米，所有宝宝都处于生理性远视状态。随着成长发育，眼球增大，眼轴逐渐拉长，晶状体逐渐变扁，角膜逐渐变平，在相互协调下，远视度数逐渐降低。进入学龄期后，孩子的远视逐渐消失，视力可达到 5.0[1]，成为正视眼。

如果在视力发育期间，孩子过早、过度地使用电子产品，或者户外活动时间不足，就会导致眼轴发育过快，与晶状体变扁、角膜变平不相协调，眼睛就很容易发展成近视。

---

[1] 本书参照国家卫健委《标准对数视力表》（GB 11533—2011）5 分记录方式，对照明细见第 46 页。

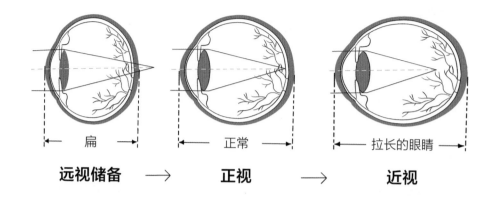

远视储备 $\longrightarrow$ 正视 $\longrightarrow$ 近视

扁 ── 正常 ── 拉长的眼睛

● 千万抓住改善孩子视力的黄金期

儿童期出现的不良影响因素会妨碍视力的正常发育。在此期间，家长要及时发现孩子的视力异常并采取正确的改善方法，孩子的视力有可能得到改善。儿童视觉发育到 6 岁左右停止，一旦错过了这一阶段，孩子的视力问题就很难解决了。所以，视觉发育期是改善孩子视力的关键期。

熟悉孩子各阶段的视觉发育规律

儿童的视觉发育是一个渐进的过程，视力会随着年龄的增长及眼球的发育而变化，家长应了解孩子各阶段的视觉发育规律及其培养重点，给予细致的呵护，这样才能使孩子的视力健康发育。

新生儿时期

视觉发育规律： 孩子刚出生的时候只有光感，眼睛发育并不完全，视觉神经尚未成熟，只能看到模糊的影像，瞳孔对光有反应、会眨眼，视力范围 20~25 厘米，视野只有 45 度左右。

视觉培养重点： 在这个阶段，注意保证正常光线对眼睛视觉发育的刺激，白天不要因为光线强而故意调暗室内灯光，但夜间睡眠时应关灯。

1~3 个月时期

视觉发育规律： 满月的孩子已经有了注视与追视的能力，会注视抱他的人，不过无法持续太久，眼球容易失去协调。开始用双眼追视移动的物体，追踪功能得以发育。1~3 月龄的孩子对黑白相间的图形图案比较感兴趣，也可以辨认红色，对其他颜色还不是很敏感。

视觉培养重点： 在这个阶段，应多和宝宝对视、微笑，进行眼神交流。还可以将黑白卡或玩具放在宝宝眼前 30 厘米左右的距离进行移动，训练追视。

4~8 个月时期

视觉发育规律： 这个阶段孩子的眼睛和身体的协调能力已经相当成熟，能够自由地抓取物体，并学会双眼的聚焦和调节，能够在远近目标之间准确地转换焦距，手眼脑的协调能力不断发育。

视觉培养重点： 在这个阶段，家长应多带孩子四处走动，增加室外活动，扩大孩子的视野范围。还可以训练宝宝用手抓、拿玩具，促进宝宝手、眼、脑协调发展。

9~12 个月时期

视觉发育规律：这个阶段孩子能更好地使用双眼判断距离，比较准确地抓住和投掷物体。1 岁左右，视觉发育日趋成熟，开始对一些细小的物体产生兴趣，并能区分简单的几何图形。

视觉培养重点：在这个阶段，家长应让孩子多玩球类及各种图形类的玩具，帮助孩子发展手眼精细协作能力，鼓励孩子探索感兴趣的事物，不要过多地约束他。还可以玩藏猫猫、扮鬼脸、认图识图的游戏，促进手、眼、脑的进一步发育。

1~2 岁时期

视觉发育规律：孩子 1 周岁以后，喜欢借助眼睛引导手部活动，触摸看到的新事物，手眼协调能力快速提高，视觉分辨能力得到更好的发展，会集中注意力看绘本。

视觉培养重点：在这个阶段，家长应对孩子加强安全保护，避免孩子发生眼外伤。多陪孩子读一些色彩鲜明的故事绘本，但要控制好时间。

3~6 岁时期

视觉发育规律：这个阶段是孩子视觉发育的关键期，视觉的清晰度增加，5 岁时能达到 5.0，发育到 6 岁左右基本停止。

视觉培养重点：在这个阶段，若孩子视力异常会有明显征兆，如喜欢眯眼、歪头看东西、揉眼睛等，出现这些情况时，家长要及时带孩子去检查。此外，最好每半年带孩子做一次眼科检查，以便及时发现影响视觉发育的因素，在视觉发育关键期进行治疗。

哪些因素会影响孩子的视力发育

我们经常看到许多年龄很小的孩子就已经戴上了厚厚的眼镜，让人很是心疼。为什么孩子这么小就戴上了眼镜呢？究竟是哪些因素影响了孩子的视力发育呢？

1 **先天因素**。有些孩子的眼睛有先天性发育障碍，如白内障、上睑下垂、角膜白斑等会使进入眼内的光线被阻挡或削弱，导致视细胞不能正常地接受光的刺激，视细胞得不到良好发育，影响孩子的视力。

2 **营养因素**。眼球的正常发育需要各种营养物质。如果孩子经常挑食或偏食，过多食用甜食，可造成眼球壁发育不够坚韧，受到眼肌收缩挤压后，眼轴容易被拉长，从而影响视觉功能。

3 **过度地使用电子产品**。近年来，电子书、手机、电脑等电子产品发展迅速，孩子们会经常接触到这些高科技产品。长时间注视电子屏幕，会导致远视储备消耗过快，出现近视等问题。

孩子视力不好，不仅仅是影响美观

孩子视力不好，不仅影响外形的美观，对其学习、性格、人生发展都有影响。

☽ 影响孩子的学习

孩子视力不好，读写会有困难，上学以后随着学习负担加重，眼睛就会非常吃力。有些孩子看见的字是重影的，有些孩子看不清楚黑板上的字，学习时间稍微长点就会眼睛疲劳、注意力不集中，有时还会感到头昏眼胀等。这样的精神状态和视力情况会使孩子厌烦学习，长此以往就会影响学习成绩。如果家长忽视孩子的视力，只是要求孩子不断提高成绩，往往适得其反，使孩子近视度数不断增加，学习成绩不断下降。

☽ 影响孩子的性格

生活中，我们经常会看到一些戴眼镜的孩子，他们性格文静、沉默，缺乏这个年龄应有的活泼。一些先天性高度远视、散光或近视的孩子，如果配眼镜太迟，错过视觉发育期，即使戴上眼镜视力也难以提高。这些孩子看到的世界一片朦胧，所以他们不喜欢出门玩、不喜欢体育活动，也不爱说话，久而久之，性格就变得比较内向、孤僻，个子相比于同龄孩子通常也会低一些。所以，视力不好也会影响孩子的性格。

☽ 限制孩子的人生发展

孩子视力低下，会严重影响将来的就业，因为很多职业都对视力有要求。比如司机、运动员、外科医生、飞行员等很多职业，不但要求有好的视力，还得有好的立体视觉。每年都有很多学生，尽管学习成绩非常优秀，但因为没有好的视力和立体视而不能从事自己喜欢的职业，对个人发展而言是非常大的损失。

视力好坏与大脑发育密切相关

有的孩子看不清东西，家长只认为是视力不好，并没有意识到眼睛看不清还会直接影响孩子的大脑发育。反过来，大脑的发育也会影响孩子的视力。

眼睛与大脑有着密切的关系

眼睛与大脑关系密切，"看"这个行为是由人的眼睛和大脑共同完成的。但是，有些眼科医生认为，眼睛是独立于大脑的，它们就像光学仪器，如果性能出现了问题，可以借助透镜辅助恢复。这种观点是错误的。

眼睛本身只是感受外界刺激的感觉器官，它在接收信息后需要对信息进行处理。在这个处理过程中，大脑发挥着重要作用。当光进入眼睛，在视网膜上成像时，呈现在视网膜上的像和实际的物体是上下左右颠倒的。由大脑将其处理修正成原本的方向，我们才能正确地"看见"外界的事物。

视力好坏影响孩子的大脑发育

当视力处于低水平状态时，会出现视物模糊，这时由视觉器官传递到大脑的刺激就会减弱，因而无法促进大脑中的视觉细胞正常发育；当视力处于高水平状态时，视物清晰，由视觉器官传送到大脑的刺激就会增强，从而促进大脑中视觉细胞正常发育。

反过来，大脑的发育也会影响孩子的视力。我们知道大脑分为左右半球，它们分工不同，如果左右脑信息不通畅，大脑就不能及时将信息传递给眼睛，从而影响视力。所以大脑发育良好，也可以有效改善视力。

如何帮助孩子度过近视易感期

3~6 岁的孩子一般有 100~300 度的生理性远视屈光度数。随着眼球的发育，孩子眼轴每增加 1 毫米，就可能会产生约 300 度近视屈光度。

年龄	视力分期	近视原因
3~6 岁	视觉发育关键期	视觉环境不良、错误用眼
6~7 岁	左半脑发育期	长时间近距离用眼
7~13 岁	近视易感期 （即高发期，也是屈光不正的易形成期）	学业加重、用眼疲劳
13~15 岁	近视进展期	学业加重、用眼疲劳

由上表可知，避免孩子近视要从原因入手，帮助孩子顺利度过近视易感期，减少孩子发生近视的概率。具体的方法如下。

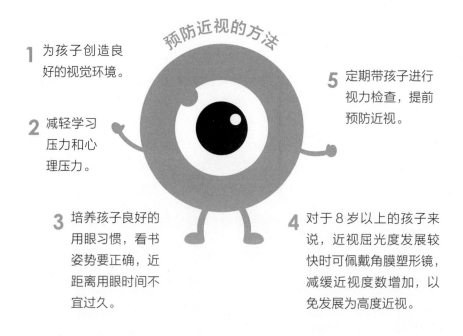

预防近视的方法

1 为孩子创造良好的视觉环境。

2 减轻学习压力和心理压力。

3 培养孩子良好的用眼习惯，看书姿势要正确，近距离用眼时间不宜过久。

4 对于 8 岁以上的孩子来说，近视屈光度发展较快时可佩戴角膜塑形镜，减缓近视度数增加，以免发展为高度近视。

5 定期带孩子进行视力检查，提前预防近视。

做好眼部检查，预防眼睛生病

把握眼部检查的最佳时机

大多数疾病是先出现症状，人们才会前往医院就医治疗。但视力的变化很微妙，前期往往不会表现出任何明显症状，只要孩子不说，家长就无从得知。

典型案例

孩子没有异常表现，眼睛却近视了

有位 6 岁的男孩，在幼儿园的一次体检中，检测到视力只有不到 4.0。妈妈十分疑惑，孩子根本没有任何异常，怎么会出现这种结果呢？于是，妈妈带孩子到医院检查，经过散瞳验光，确认是近视。妈妈不敢相信，孩子看书、写字都很正常，平时也不怎么看电视，更不玩手机，怎么就近视了？

☽ 为什么早期眼科检查很有必要

大家常常以为眼睛是很灵敏的器官，出现严重问题时会马上有症状，对生活产生很大影响。其实，因为孩子完全缺乏病识感，家长常常没有任何察觉。如同温水煮青蛙，人类会不断适应慢性进展的疾病状态，直到病重了才发觉异常。这种情况在门诊经常碰到，从一二百度到四五百度近视，孩子很少主动抱怨，家长也就不知情。正是由于视力的真实状况并不容易察觉，因此早期筛检、定期复查就显得愈发必要。

不同年龄阶段孩子的视力检查法

视力是眼睛利用光线形成的对周围事物的感知能力，它包括中心视力和周边视力两部分：中心视力指能清楚准确地看见物体的能力；周边视力指一个人的视野大小。平常所说的视力检查是指检测中心视力。

视力检查是检测眼睛能否看清楚外界事物最直观的方法。那么，视力检查到底有哪些方法呢？家长又该怎样检查孩子的视力呢？

客观观察法

2岁以内的孩子可用客观观察法，检查口诀为：1月怕来2月动（"怕"是指怕光，"动"是指随大人的活动转动眼球），4月摸看带色物，6月近物能抓住，8月存在跟随目（大人手指到哪，孩子的目光就看到哪，并固视不动），1岁准确指鼻孔，2岁走路避开物。

比如，检查1个月内孩子的视力，妈妈可在距孩子20~30厘米处，用一笔式手电筒，一开一关照射孩子的瞳孔。如果孩子的瞳孔能随之缩小放大，就是有对光反应。

儿童图形视力表检查法

2~3岁的孩子可用儿童图形视力表检查法，视标绘制成孩子最感兴趣的花草、动物或物品，代替E字表检查孩子的视力。

家长可遮住孩子一只眼，让他看儿童图形视力表，如果孩子能够说出这些图案的名称，就说明孩子能看清这些图案的轮廓和细节，未遮盖眼的视力就没有问题；如果孩子经常说错图案的名

眼科专家
课堂

孩子的眼睛出现哪些表现要去看眼科医生？

1. 有畏光、流泪及眼睑痉挛等不适症状。
2. 眼睑下垂，需仰头视物。
3. 视物时经常斜眼、歪头或距离非常近。
4. 走路缓慢或不敢走，玩耍时活动范围受限。
5. 经常眯眼或频繁眨眼。

称，或孩子变得很烦躁，急于打开被遮盖的眼，说明未遮盖眼的视力可能有问题。

检查时，家长要耐心细致地与孩子沟通，争取得到孩子的信任和配合，从而获得比较准确的视力检查结果。

● E 字视力表检查法

3 岁以上的孩子，可用 E 字视力表检查法。检查应在孩子健康状况良好的情况下进行，检查场所要明亮。对孩子进行视力检查之前，家长最好先做示范。检查时，先遮盖左眼查右眼；再遮盖右眼查左眼。

不同年龄阶段孩子的视力标准

孩子不是从一出生就拥有正常的视力，而是随着年龄增长、眼球不断发育而逐渐获得正常视力的。所以，对于孩子的视力，不要过早下定论，先了解各个年龄段孩子视力的普遍情况。

 典型案例

孩子的视力有一个发展过程

我曾在诊室遇到过一位妈妈，她十分忧心地拿着孩子在幼儿园的体检单来咨询，说孩子近视了，要求配眼镜。我看到体检单上 4.9 的视力值，又看了看身高 1 米左右的小男孩，问道："孩子几岁了？"妈妈回答："4 岁。"

我安慰孩子妈妈说："孩子在 4 岁这个年龄，4.9 的视力是正常的，如果不放心，可以再做几个检查，不要一看视力不是 5.2，就急着做判断，给孩子配眼镜。现在孩子的视力还处在发育期。"妈妈听后，恍然大悟。

不同年龄段视力变化示意图

婴儿阶段

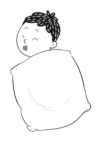

只能看清楚 20 厘米
以内的物体。

半岁左右

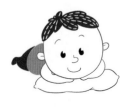

视力处于 4.0 左右。

1 岁

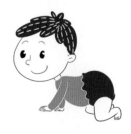

视力处于 4.3~4.5，
从这个阶段起，视
力开始慢慢发育。

2~3 岁

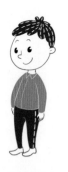

视力逐渐达到 4.8，
该阶段是孩子视力发
育的敏感期，又叫窗
口期。

4 岁

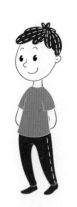

视力处于 4.9。

5~6 岁

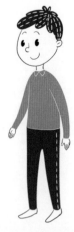

视力达到 5.0 或以
上，6 岁孩子的视力
发育趋向完善。

● 6 岁之前，如何得知孩子的视力是否正常

了解孩子视力的发展规律，会让家长更清楚地知道，在不同年龄段，应该如何帮助孩子获得良好的视力发育。

在 6 岁之前，医学上有一个比较简单的公式可以作为孩子正常视力的参考。

$$孩子应有的正常视力 = 年龄 × 0.2$$

● 3 岁以下，如何判断孩子的视力

3 岁以下的孩子不能辨别视力表，应该如何判断孩子的视力呢？

现在已有给低龄儿童专用的视力表，与成人视力表不同，它的视标用卡通图案标示，更易吸引孩子的注意力，可在一定程度上获得孩子视力的真实数据。家长可以通过这种自测方法，尽早发现孩子的视力问题，及时进行有效的治疗。

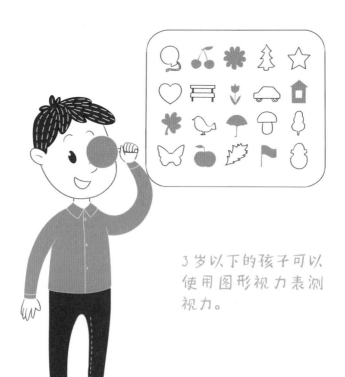

3 岁以下的孩子可以使用图形视力表测视力。

常见眼病早知道

孩子出现这些小信号，爸妈要注意了

如果孩子出现以下症状，家长应提高警惕，及时带孩子就医。

1 孩子对周围事物表现淡漠，玩具的声音或家人的说话声都不能引起孩子的注意。

2 孩子遇到光照不躲避，常用小手挤压眼睛。

3 当家长分别挡住孩子眼睛，孩子的反应有明显差别。如果挡住孩子一只眼睛时，孩子既不哭闹，也不用手撕扯遮挡物，说明被遮挡眼可能视力差；挡住孩子另一只眼睛，孩子不但哭闹，还用手撕扯遮挡物，则说明被遮挡眼视力正常。

4 刚学会走路的孩子，跌跌撞撞总躲不开眼前的障碍物，或者孩子动作缓慢、活动范围较小、经常摔跤等，说明孩子可能视力较差。

5 若孩子的眼睛有节律地晃动或似钟摆一样摇摆，眼神明显不正常，视力可能有问题。

6 孩子看见灯光、阳光时，总爱闭上一只眼睛，应警惕是否存在斜视。此时孩子的双眼可能看到 2 个光源，为避免干扰会闭合一只眼睛。

7 经常偏头视物，或眯眼看电视，应该及时就医。

8 孩子的双眼不能同时注视一个目标，总是找不到目标点，可能是聚焦功能出现了问题。

9 孩子记忆力、阅读理解能力差，经常把数字和字母颠倒，写字歪歪斜斜等，都可能是眼睛有问题。

先天性眼病早发现、早治疗

先天性白内障是比较常见的先天性眼病。严重者越早发现与手术，对孩子视力的影响越小。

🌙 家长如何及时发现孩子患有先天性白内障

先天性白内障是儿童失明和视力残疾的主要原因之一。白内障使孩子的视力无法正常发育，但一般不会出现不适感觉，尤其是小孩子，本身不会诉说病情，如果家长不细心观察，很容易忽视孩子的眼睛问题。因此家长要仔细观察孩子的一举一动，如果发现孩子生活能力下降、动作不协调，走路爱摔跤或者眼睛外观上有异常，如出生时眼球偏小或双眼大小不对称、瞳孔区有白色反光、出现眼位偏斜等，要及时带孩子就诊。

🌙 提高视力是治疗白内障的最终目的

先天性白内障唯一的治疗手段就是手术，手术虽然能去除混浊的晶体（即白内障），但并没有提高视力。因此，家长一定要重视术后对弱视的治疗。否则，即使手术成功，也会导致终身低视力。

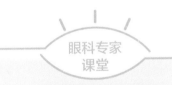

眼科专家课堂

还有哪些先天性眼病对视力影响很大？

先天性青光眼、眼球震颤、视神经和视网膜病变等疾病，对视力的影响也很大。还有其他一些影响视力的眼病，比如角膜炎或严重倒睫会伴随明显的眼部症状，如眼睛发红、分泌物多、畏光等，家长只要认真观察就很容易发觉。

斜视："斜眼、对眼"不好看

斜视俗称"斜眼"，是指双眼不能同时注视一个目标。常见的有内斜视、外斜视，垂直斜视相对较少，主要因遗传、支配眼球运动的眼外肌力量不平衡导致。斜视不仅影响孩子的外貌，还会导致视觉功能损伤：因双眼不能同时注视一个目标，致使视物缺乏立体感；双眼看到的影像互相影响，出现复视、混淆视；有一只眼睛总是"偷懒"，就会出现弱视。

● 内斜视与外斜视是怎样形成的

远视的人容易发生内斜视，这与过度使用调节、集合功能有关。因为远视眼的眼轴相对较短，为了让落在视网膜后的物像在视网膜上成像，就必须使用过多的调节来增加屈光力。而过度的调节常伴随过度的集合，所以远视的孩子有时会伴随内斜视。

近视的人在看近处时，眼睛较少使用调节，所以集合功能也会减弱，容易引起外斜视。

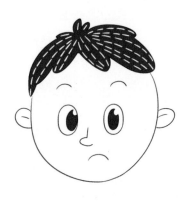

内斜视

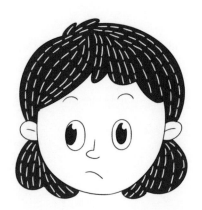

外斜视

☕ 假性内斜视是怎么回事

许多家长发现孩子有"对眼"，到医院检查后，医生告知没有内斜视。这种外观看似内斜视，实际没有内斜视的情况多是"内眦赘皮"，它是最常见的假性内斜视。因为眼内眦部（内眼角）赘皮的遮盖，致使鼻侧巩膜曝露的比颞侧少，再加上孩子的鼻根部较宽，所以外观上给人一种"对眼"的感觉。如果捏起鼻根部的皮肤，充分曝露鼻侧巩膜，就会发现孩子的"对眼"消失了。此种假性内斜视无须治疗。

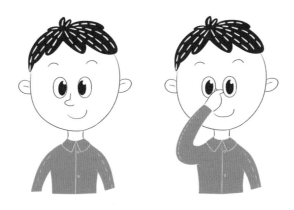

假性内斜视

☕ 斜视如何确诊

斜视需要通过医学检查进行确诊，诊断方法包括：视功能检查、屈光检查、眼位和斜视角检查、眼球运动检查等，需由专业特检师或验光师通过仪器来检测。确诊后，针对引起斜视的原因，通过戴眼镜或手术矫正偏斜眼位。

弱视：一只眼睛偷懒了

弱视是指单眼或双眼的最佳矫正视力低于相应年龄儿童的正常视力，且眼睛没有其他器质性疾病的症状。儿童在视觉发育期内，由于单眼斜视、双眼屈光度相差较大，或者高度的近视、远视、散光，以及各种其他因素都会造成弱视。

● 弱视的分类

根据矫正视力，弱视分为轻度（4.9~4.8）、中度（4.7~4.3）、重度（低于4.0）。儿童弱视的治疗非常重要，发现越早、治疗越及时，愈后越好。在视力发育的关键期和敏感期内，及时矫正屈光不正、屈光参差、斜视及去除视觉剥夺因素（先天或后天因素导致外界物体不能正常在视网膜上成像）是预防弱视发生最有效的办法。

● 什么时间治疗弱视效果最佳

弱视的治疗效果与年龄及固视性质有关，3~6岁较佳，8岁后较差。固视性质可以理解为打靶，黄斑中心凹反光点对应在靶心处。光线进入眼内，聚焦在黄斑中心凹反光点，就是中心注视；未聚焦在黄斑中心凹反光点，而在其他部位就是旁中心注视。因此，如果家长发现孩子的视力或者眼睛的屈光度异常、斜视，或者在检查室的照明度、视力检测距离恒定的情况下，孩子观察视标时出现左右叠加或混淆时，一定要及时带孩子就诊。

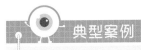

乐乐的弱视是怎样治好的

妈妈发现 4 岁的乐乐看人的眼神不对，好像有点对眼，赶紧带他去医院检查。结果显示，乐乐的右眼视力 4.9，左眼视力只有 4.2，而且有内斜视；用 1% 阿托品凝胶散瞳检查后发现，右眼远视 300 度，左眼远视 600 度。左眼裸视 4.2，矫正视力 4.3，诊断为左眼高度远视、调节性内斜视、左眼弱视。

调节性内斜视无须手术，戴眼镜进行弱视治疗即可。在全家积极配合下，两年后，乐乐的弱视得到有效矫治并且眼睛也正位了，双眼矫正视力都达到 5.0。但是医生说还要继续戴眼镜，因为远视眼容易视疲劳，斜视也容易反复，每年还要复查一次。不过每次重新配镜，乐乐的远视度数越来越小。

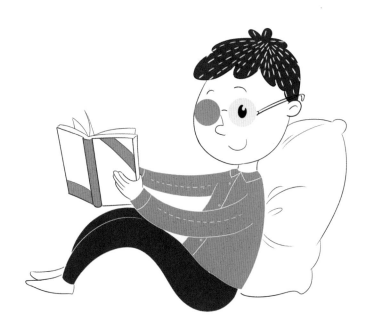

弱视戴镜遮盖治疗示意图

41

屈光不正：真的看不清了

☽ 近视

近视的发生发展一般与遗传及环境因素（户外运动时间、近距离用眼时间等）关系密切。遗传因素，如果父母都是近视，孩子的近视概率会增加50%；环境因素，父母不近视，但是孩子很少在白天做户外活动，近距离用眼太多，或者用眼习惯不良等，都会促发近视，且近视会不断发展。

近视的表现是看远处不清楚，看近处清楚。近视眼的眼轴会随近视进展而增长。

☽ 远视

远视眼的眼轴短，远处的物体经过眼睛的屈光系统（角膜、房水、晶状体、玻璃体），物像无法落在视网膜上，而是成像在视网膜后方，在视网膜上会形成模糊的虚像，因此，远视的人看远看近都不清楚。当远视度数较低时，可以利用调节能力，将光线聚焦在视网膜上。但是频繁过度调节，会产生明显的视疲劳。

大部分孩子出生时都处于远视状态，一般存在 300 度左右的生理性远视，叫作远视储备。进入学龄期后，随着用眼负荷的增加，远视储备会逐渐消耗，进入正视化阶段。如果孩子有不良的用眼习惯，可能会出现近视。换句话说，如果有远视储备，就不会出现近视，远视储备过早地消耗完，近视就会提前出现。所以保护好孩子的远视储备，对近视防控至关重要。

☽ 散光

散光通常是由于角膜或者晶状体表面不规则造成的。正常情况下，眼球像篮球一样，圆圆的；散光的情况下，角膜或晶状体表面会出现弯曲度不一致的情况，导致进入眼内的光线不能会聚成一个焦点，而是形成不同的焦线，因此视物会有重影现象。小度数的散光，视力可能不受影响；大度数的散光看远看近都会受影响，还可能造成弱视。

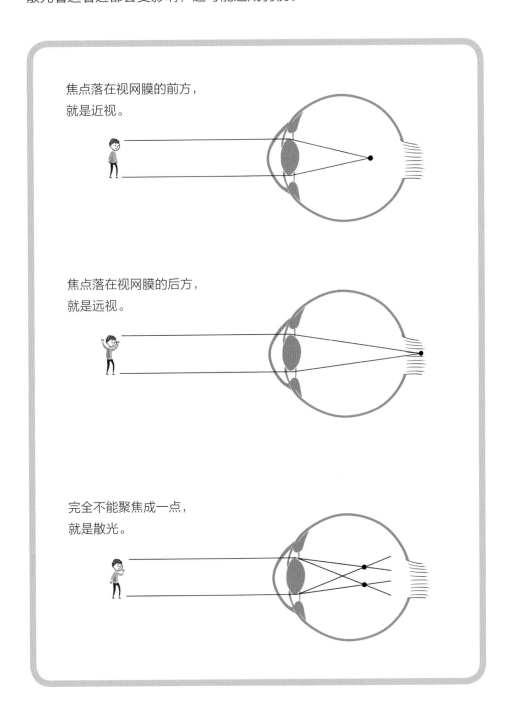

焦点落在视网膜的前方，
就是近视。

焦点落在视网膜的后方，
就是远视。

完全不能聚焦成一点，
就是散光。

大多数情况下，散光是与生俱来的，在儿童生长发育的过程中变化不大。有散光的孩子可表现出视力低于同年龄儿童，喜欢用眯眼、歪头等方法进行自我矫正。家长最好定期带孩子进行视力及屈光发育的检查，及早发现，及时矫治，避免出现弱视的情况。

近视先辨真假再治疗

假性近视是由于近距离用眼过多，使负责调节晶状体的肌肉——睫状肌发生痉挛，晶状体变凸不能迅速恢复而造成的一过性视力低下。可以通过散瞳验光来区分真性近视和假性近视。

 典型案例

错把假性近视当成真近视，会毁了孩子一生

有一个 9 岁的男孩，爸爸妈妈平时工作忙，没有太多精力关注他。男孩说看黑板上的字不清楚，爸爸就带他在眼镜店里配了一副 250 度的近视眼镜，并未经散瞳验光。然而，孩子戴上眼镜后，总是说眼睛疼、不舒服、视物模糊。父母以为孩子的眼睛出了大问题，带他到医院就诊。散瞳验光后发现，孩子根本就不是近视，而是 400 度的远视。

假性近视如何恢复

假性近视该如何恢复呢？最简单有效的方法就是使用睫状肌麻痹剂，也就是"散瞳"。假性近视通过散瞳放松睫状肌或长时间充分休息可以恢复正常。但是家长要特别注意，出现了假性近视，真性近视也就不远了。如果散瞳验光后显示存在近视，那就是真性近视。

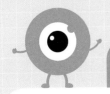

视网膜

透明的薄膜，看起来就像一张橘红色的糖果玻璃纸。视网膜上有很多血管和神经细胞，负责成像。

巩膜

巩膜也叫眼白。

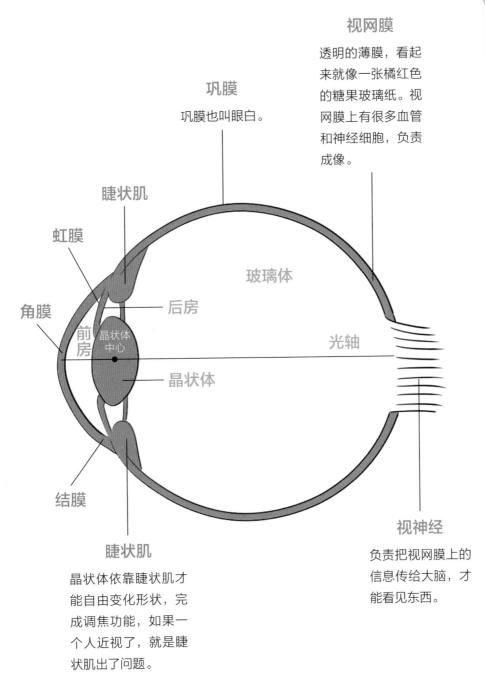

睫状肌

虹膜

角膜

前房

晶状体中心

结膜

玻璃体

后房

晶状体

光轴

睫状肌

晶状体依靠睫状肌才能自由变化形状，完成调焦功能，如果一个人近视了，就是睫状肌出了问题。

视神经

负责把视网膜上的信息传给大脑，才能看见东西。

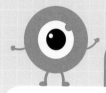

标 准 对 数 视 力 表

小数记法		五分记法
0.1		4.0
0.12		4.1
0.15		4.2
0.2		4.3
0.25		4.4
0.3		4.5
0.4		4.6
0.5		4.7
0.6		4.8
0.7		4.85
0.8		4.9
0.9		4.95
1.0		5.0
1.2		5.1
1.5		5.2

PART

2

好环境 + 好习惯，孩子好视力的基础

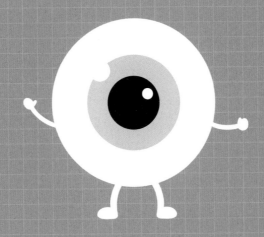

为孩子营造保护视力的家庭环境

悉心关照孩子的"视力银行"

人体本身是一台构造精密的仪器，每个孩子出生时，眼睛都被赠予一个礼物，我们称它为"视力银行"。

● 孩子一出生，就拥有远视

孩子出生时，眼轴长度只有约 16.5 毫米，即每个孩子一出生就拥有 200~300 度的远视。当孩子长到 13~14 岁的时候，眼轴长度基本定型，约 24 毫米，达到成人水平。

这 200~300 度的远视，就是我们说的"视力银行"，也叫远视储备。随着孩子渐渐长大，眼轴会逐渐增长，直至达到正常水平，这在医学上叫"正视化过程"。

在这里，我们引入"银行"的概念，是因为许多孩子长时间近距离用眼，过早地消耗掉远视储备，导致远视储备不足，医生会把它形容成"孩子视力银行的储值不足"。临床上最令人心痛的莫过于孩子还没有等到正视化过程完成，就已经用完了远视储备。因此，父母要格外注意孩子视力的变化。

● 怎样使用电子产品更护眼

建议 6 岁以上的孩子，每天使用电子产品最多不超过 40 分钟，且分 2 次进行，每次不超过 20 分钟。这里传授一个小妙招：现在的电子产品都有儿童模式，可以把每次观看时间设定为 20 分钟，20 分钟后自动暂停播放，这样就能够让孩子休息放松了。

引导孩子正确用眼，做到"3 个 20"

孩子的眼睛处在发育期，常承担着大量的学习任务，再加上各种电子产品的诱惑，导致长时间近距离用眼，其后果是：近视。

● 保护孩子眼睛最好的方式：劳逸结合

保护孩子的眼睛，最重要的是让眼睛得到充分休息，劳逸结合。

有位美国专家将儿童的正确用眼方式总结为"3 个 20"：用眼 20 分钟后，注视 20 英尺（约 6 米）外的物体至少 20 秒。注视时切记不要眯眼、眨眼，要认真注视物体的形状、轮廓和细节，使眼睛处于一种活动的状态中。

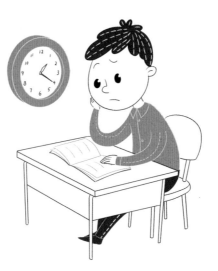

1 读书或注视屏幕 20 分钟（此时眼睛已经处于近视调节状态）。

特别建议：不一定让孩子每次只休息 20 秒，可以多休息一会儿。

2 看 6 米以外的物体或者眺望远方至少 20 秒。

● 没有远眺条件怎么办

如果没有远眺条件，可使用"室内模拟远眺视标"的方法。当孩子近距离用眼达到 20 分钟时，可以将视标放置在距离孩子眼睛 5 米远的地方，让孩子抬头注视这个视标。

注视方法：让孩子的视线从视标外圈逐步向内圈缓缓移动，整个过程不少于 20 秒，可起到充分放松眼睛的作用。

孩子爱玩手机、爱看电视，该怎么办

当孩子被检查出患有近视后，不少家长感到疑惑："我们严格地控制孩子，从来不让他看手机，也很少看电视，为什么还会近视？"也有家长不解："想要让孩子不近视，是否要完全禁看电视、手机？"

● 电视和手机不是近视的唯一元凶

过去谈到近视，最常被指出的"凶手"就是"看电视"；近年来，随着电子产品的普及，许多家长又直接认定是电子产品惹的祸。其实多年以来，眼科门诊遇见的许多高度近视的孩子，有的很少接触电子产品，可见使用电子产品并不是近视的唯一元凶。

● 真正导致视力下降的罪魁祸首是什么

许多时候，电视、电脑、手机等产品是替导致孩子近视的真正原因背了黑锅，导致人们谈电子产品而色变，其实电子产品不是造成近视的唯一元凶，长时间的近距离用眼往往影响更大。根据近视"周边离焦学说"，当我们近距离用眼时，视网膜周边的远视性离焦会诱导眼球对焦生长，造成眼轴不断变长，导致近视出现并不断发展。

孩子不接触电子产品，为何还近视

有位家长带着 7 岁的近视孩子来医院就诊，家长平常完全不让孩子看电视、手机，孩子为什么还会近视呢？通过谈话了解到，孩子很小就开始学弹琴，每天连续练琴几个小时，眼睛一直盯着琴谱，这样近距离、长时间地连续性用眼，也会导致近视。

孩子看电视时要注意什么

1 控制看电视的时间。
最好不要超过 20 分钟。

2 控制电视与座位的距离，应该是电视机对角线长度的 5~7 倍，高度应与眼睛平高。

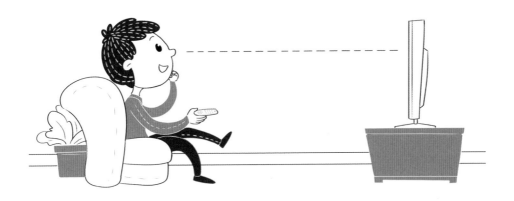

3 看电视时不应该关闭所有的照明，应该打开背景照明观看电视或投影。

多"遛娃","目"浴阳光能护眼

孩子在体育运动的过程中，眼肌也一直在运动。这会大大增加眼睛看远看近的灵活性和力度，也可以有效地预防近视。

☽ 户外＋阳光，预防近视的"特效药"

"户外阳光下活动"一直是近几年国际眼科学界预防近视的热门话题。研究发现，阳光能促进身体产生更多的多巴胺，后者会抑制眼轴的增长，从而预防近视的发生。近年来，专家们已达成共识：户外阳光下活动是预防近视的最佳手段。

户外阳光是动态光，动态意味着眼睛在户外始终处于调节变化和运动中；而室内光基本是静态光，眼睛在室内多用于视近物，调节变化比较少。因此，"户外＋阳光"也就成了目前公认的预防近视的"特效药"。

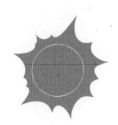

孩子们在阳光下做游戏，接受日光浴。

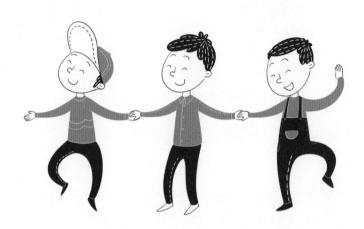

研究发现，每日户外活动累计 3 小时的孩子近视率仅为 0.8%，户外活动 1 小时的孩子近视率则为 3%，户外活动仅半小时的孩子近视率高达 24%。

户外活动接触阳光，每天累积达到 2 小时以上，或者每周累积达到 10 小时以上，就能够有效护眼。

☻ 户外活动 2 小时如何做到

户外活动时间可以在生活中积累。比如课间休息时，走出教室到操场上活动，一天累积下来就有 1 个多小时；如果上学路途不远，可以选择步行；能在户外开展的活动，就不要在室内进行……将这些碎片时间合理规划好，一天 2 小时户外活动并不难做到。

怎样为孩子挑选适合的灯具

照明是用眼卫生不可缺少的环境因素，合理的照明能够最大限度地减轻甚至避免视疲劳。良好的照明应该是整体照明和局部照明的有机结合。整体照明即看书写字所在空间（如书房）环境的照明，局部照明是指书本所处工作面的照明。

☻ 在哪种照明条件下看书、写字好

白天充足而弥散的（非阳光直射）自然光照环境是看书写字的最佳环境，自然光照不足时则需要借助灯光照明。光源可选择白炽灯，或色温 4000K~5500K、显色指数（Ra）不低于 82、频闪低的 LED 光源。环境照明可选择普通灯具，光照度以能分辨环境物体基本轮廓为宜；局部照明则宜选择护眼台灯，照度要求在 300Lux 以上，使用时放在主力手的对侧，如右手写字时放置在左侧，并避免灯光直接照射眼部。

怎样选择护眼灯

护眼台灯的选择需重点考虑三个维度：一是无频闪；二是亮度适宜；三是防眩光。

检测频闪的简易方法：打开手机拍摄模式，对着护眼灯光源，观察手机屏幕上是否出现频繁波动的黑色阴影。如果出现，则说明频闪高，不宜选用；反之则说明频闪低，适合选用。

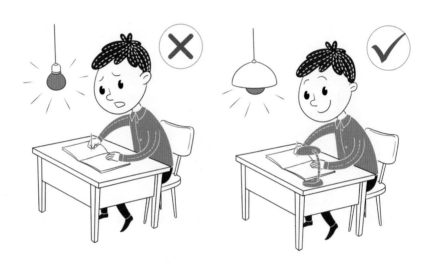

使用护眼灯示意图

学习桌椅的选择，会影响孩子的视力

学习用的桌椅过高或过低，都会迫使孩子的眼睛靠近书本，增加眼睛的调节频率，导致视疲劳。如今小学生每天普遍伏案学习 7~8 小时。桌椅高度不合适，再加上长时间、近距离用眼，是促使学生近视率上升的重要原因。

🌙 孩子学习的坐姿要求

孩子端坐在桌前，前臂水平，肘部刚好落在桌面上的高度，叫肘高。桌面高度与肘高相等，或低于肘高 1~4 厘米，桌高就合适。椅面高度应与孩子的膝盖高度相等，即孩子坐在椅子上，双脚能放在地面，大腿与小腿互相垂直。

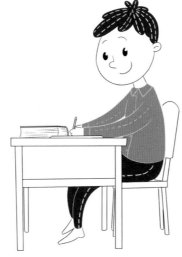

正确坐姿示意图

🌙 合适的桌椅高度标准

按照孩子的身高计算出合适的桌椅高度，可以用作家长为孩子选择桌椅时的参考。

1. 身高 120 厘米以下：桌高 60 厘米以下，椅高 32 厘米以下。

2. 身高 120~129 厘米：桌高 60 厘米，椅高 32 厘米。

3. 身高 130~139 厘米：桌高 64 厘米，椅高 34.5 厘米。

4. 身高 140~149 厘米：桌高 68.5 厘米，椅高 37 厘米。

5. 身高 150~159 厘米：桌高 73 厘米，椅高 40 厘米。

6. 身高 160~169 厘米：桌高 77 厘米，椅高 43 厘米。

7. 身高 170~179 厘米：桌高 80~83 厘米，椅高 44~46 厘米。

孩子在家学习如何做好用眼卫生

● 合理作息，注意睡眠

保证睡眠，避免熬夜。小学生每天睡眠时间要达到 10 小时。

● 科学用眼

1. "20-20-20"——学习、游戏 20 分钟，远望 20 英尺（6 米）以外，望远 20 秒钟。

2. 时间——控制使用电子产品时间。

一般情况下，3 岁以下的儿童要尽量避免使用电子产品；3 岁以上的儿童要限制看电视和玩手机的时间，建议使用手机、ipad 等电子产品单次不宜超过 20 分钟，每日累计不宜超过 40 分钟。

3. 照明——保证用眼期间环境亮度，避免在睡前昏暗环境下玩手机。

● 正确的读写姿势

"三个一"——眼睛距离书本一尺（约 30 厘米），胸口距离桌沿一拳（约 10 厘米），握笔的手指距离笔尖一寸（约 3 厘米），连续读写时间不宜超过 20 分钟。

● 充足的户外光照时间

每天户外光照 2 小时以上。

● 必要的膳食辅助

多吃含维生素 A 的蔬菜、水果，以及富含优质蛋白的食物，均衡营养；少吃甜食及油炸类食品。

● 如果出现眼部酸胀、干涩等不适，怎么办

1 可闭眼休息或
眺望远处。

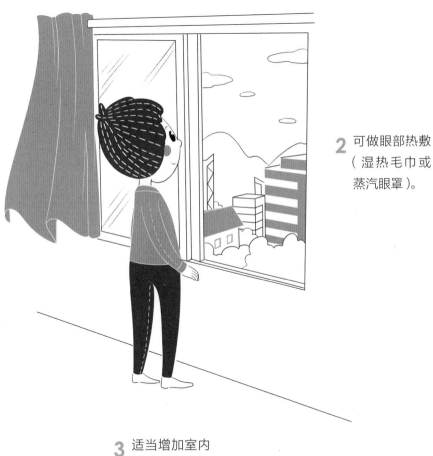

2 可做眼部热敷
（湿热毛巾或
蒸汽眼罩）。

3 适当增加室内
空气湿度。

外出如何保护眼睛

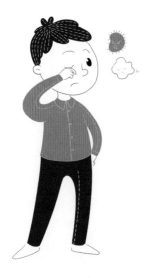

1 注意手部卫生，勤洗手、正确洗手，不要以手揉眼。

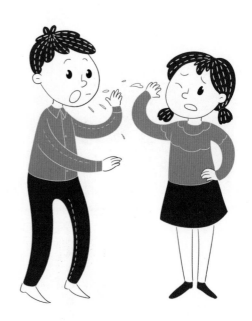

2 与他人保持距离，减少呼吸道飞沫等接触眼部的可能性。

眼科专家
课堂

消毒药水不慎入眼，该如何紧急处理？

如果消毒水不慎进入眼内，要立即用流动的自来水持续冲洗眼部，冲洗后及时就医或密切关注眼部状况，如持续出现眼痛、畏光流泪、睁眼困难、眼红分泌物增多等症状，应立即就医。

好习惯，预防孩子视力下降

课业这么重，怎么保护视力

　　家长要让孩子从小就明白：每个人都是保护自身健康的第一责任人。想要保护眼睛，就应该主动学习爱眼护眼的科学知识，了解近视眼给生活带来的各种不便，从小在心中种下光明的种子，让自己的一生充满光明。孩子面对较重的课业压力，该如何保护自己的视力呢？

1	提高学习效率	努力提高学习效率，争取尽快完成作业。"近视高风险"的孩子可以选择先进行户外活动，再安排时间写作业。
2	把握每一次在阳光下活动的机会	课间休息时，走出教室在阳光下活动、远眺休息，还可以进行跳皮筋、丢沙包等游戏活动。
3	劳逸结合	儿童持续用眼时间超过 20 分钟时，应远眺 6 米以外的物体至少 20 秒。

养成经常活动眼球的习惯

孩子长时间看书、做作业，持续注视同一个位置就会导致睫状肌紧张，血液流通不畅。缓解方式也很简单，活动一下眼球就可以。

● 近处、远处交替看，活动眼球效果好

眼睛视远时，睫状肌会放松，视近则会紧张。反复进行远近交替注视，睫状肌就能得到放松，血液流通更顺畅，更易对焦距。孩子在日常生活中也很容易做到。例如坐车时，交替注视车窗外远处和近处的招牌，在移动中默念这些招牌上的字，可以让眼球活动起来，促进眼部血液流通，提高眼睛的调焦能力。转动眼球，眼部周围的肌肉就能得到平衡的锻炼。活动眼球的技巧是面部不转动，只有眼球转动。

● 观看运动赛事，锻炼眼球

还有一个锻炼眼球的方法，就是观看体育比赛，尤其是球类比赛。眼睛追随网球、足球、台球等在场地内移动，可以自然地让眼球活动起来，刺激眼睛和大脑。

如果观看网球或乒乓球比赛，可以选择坐在正对球网的位置，便于观看左右两侧运动员的连续对打。坐在前排可以使眼球运动得更充分。

如果观看足球比赛，可以在看台较低的位置观看足球的移动，也可以交替追寻远处和近处的球员。

● 摄影也是活动眼球的好方法

摄影可以很好地活动眼球，拍照时看看远处的景色、近处的花草，眼睛就会在不同距离聚焦，促进眼肌运动。

开学了，先学姿势，再学知识

孩子从开学的第一天起，就要养成良好的学习和用眼习惯，这会让他受益终身。

有充足的光线
既要有背景光线，
又要有照明光线。

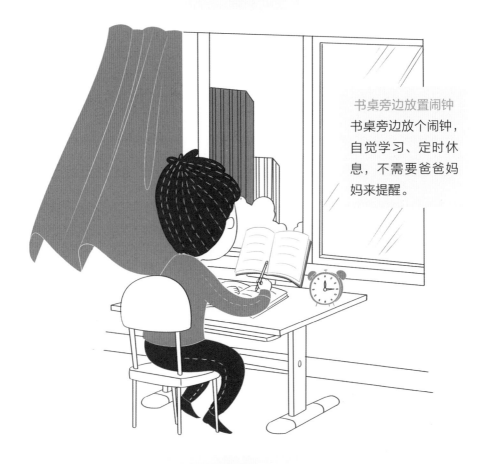

书桌旁边放置闹钟
书桌旁边放个闹钟，
自觉学习、定时休息，不需要爸爸妈妈来提醒。

房间有足够亮度
读书写字时，整个房间要保持足够的亮度。

握笔姿势比你想象得更重要

你知道吗？握笔姿势错误的孩子发生近视的概率更高。究其原因，是由于他们在错误的姿势下看不见笔尖，只好歪着头看，结果导致近视。

◑ 加快孩子近视的握笔姿势

有的孩子握笔时，一直握到笔头上，指尖距离笔尖很近。这种错误的握笔姿势，使孩子写字时头部距离书本很近，或者偏头去看。长时间的近距离写字，会加快孩子近视的发生。

◑ 正确的握笔姿势

笔杆放在拇指、食指和中指的三个指梢之间，食指在前，拇指在左后，中指在右下，手指尖应距笔尖约 3 厘米。笔杆与纸面保持 60 度倾斜，掌心虚圆，指关节略弯曲。

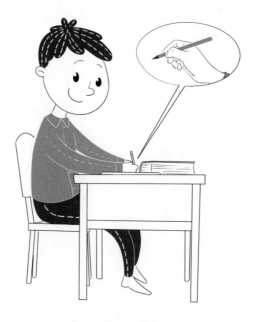

正确握笔姿势示意图

使用电脑时，应注意的用眼习惯

使用电脑属于中近距离用眼，医学研究认为可能由此造成近视恶化，但关键仍在于用眼距离及用眼时间。

● 使用电脑应注意什么

使用电脑时要注意控制时间及距离，每天使用电脑累计时间不要超过1小时，使用电脑20分钟就应站起来远眺一下窗外的风景，放松眼肌。看电脑时应把距离控制在至少50厘米以外，最好不要让孩子使用小屏幕的平板电脑。

● 调整使用电脑的姿势

首先，桌椅的高度很重要。操作键盘的时候，肘部角度若保持在90度以上的弯曲，就不会给肩、肘、手腕增加负担。

坐位时，脚踝、膝盖、髋关节保持在90度左右弯曲，后背挺直伸展背部肌肉。

其次，把电脑屏幕设置成需要略微俯视的角度是最佳的。如果设置成需要仰视的角度，就会使睑裂增大，泪液容易蒸发，导致干眼症。

打乒乓球对孩子视力有帮助吗

研究证实，孩子常处于室内容易发生近视。增加户外活动的时间，可减少近距离的持续用眼，近视概率自然会大幅降低。

● 打乒乓球可辅助治疗弱视

打乒乓球可以帮助训练眼球运动及手、眼、脑的协调，弱视的孩子打球时会努力用眼睛追踪乒乓球的运动轨迹，这样的视觉运动训练对治疗弱视有一定帮助。

但要提醒大家的是，打乒乓球虽可作为弱视的辅助治疗，却无法取代传统的弱视矫正眼镜及遮眼训练等经典治疗方式，需要建立在正确治疗的基础上才能发挥效果；较复杂的屈光性弱视患者，若刻意避开光学矫正，意图只以打乒乓球矫正弱视，不但效果不良，还可能因为视觉障碍，导致孩子学习打球时产生不必要的挫折感。

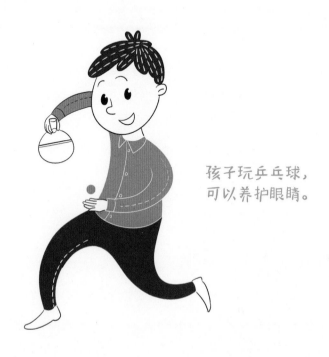

孩子玩乒乓球，
可以养护眼睛。

哪些户外活动对孩子的视力有帮助

既然长时间近距离用眼是导致后天性近视最重要的原因，那么户外锻炼就是预防近视的良好措施之一。最新研究表明，儿童每天累计 2 小时的户外活动，可预防近视发生。

下面几种有益于孩子视力的户外活动，家长可以经常带孩子去做。

放风筝

放风筝可以让孩子将视线延伸到高远处，自然调节眼肌，帮助眼睛放松休息。

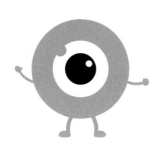

登山

登山是一项有氧运动，可以在运动的同时将周围的美景尽收眼底，在"一览众山小"的成就感中，获得更多绿色的"洗礼"。这项运动适合年龄较大的孩子，在登山过程中，家长一定要注意孩子的安全。

眼神锻炼法：让孩子的眼睛炯炯有神

双目有神不仅美观，而且在职业选择时更具优势。家长可以和孩子玩下面的游戏，对锻炼眼神有不错的效果。

躲猫猫

婴儿期可以进行躲猫猫的游戏。用窗帘、毛毯、棉被等把自己或孩子包裹起来，然后猛然掀开，与孩子对视，并向孩子传递愉悦的眼神和情绪。孩子自然会被吸引，并与家长进行互动。游戏时可以逐步拉开与孩子之间的距离，由近及远，让孩子最终能在较大的空间内搜寻聚焦家长的位置。

吹泡泡

吹泡泡可以训练孩子的多种能力。先吹出单个的泡泡让孩子注视，也可以交替吹出单个泡泡和多个泡泡。这个过程可以训练孩子的计数能力。在游戏过程中，孩子的眼睛会追随泡泡，从而加强追视能力。

孩子睡眠少，对视力影响有多大

有研究显示，儿童睡眠时间不足 9 小时，近视概率会增加。睡眠时间不足 9 小时的学生，有 76.5% 的近视发生率，睡眠时间达到 9 小时则只有 23.5% 的近视率。以上数据显示，睡眠时间与视力存在相关性。

● 为什么睡眠不足会影响孩子视力

儿童神经系统发育不成熟，兴奋性强、易疲劳，如果睡眠不足，疲劳的神经细胞不能很好地休息，能量无法补充，会使神经系统特别是自主神经功能紊乱，进而影响眼睛的神经调节，使睫状肌的调节功能减弱，从而改变眼轴的生长速度，导致眼球生长异常和近视等屈光不正。

● 如何合理安排睡眠时间

儿童的平均睡眠时长为 **8~10** 小时	成年后平均睡眠时长为 **6~8** 小时

一般来说，如果儿童的睡眠时间低于平均睡眠时间，那就是睡眠不足。

睡眠不足，就容易犯困、注意力不集中，从而影响学习，长此以往对视力也有害。睡眠不足还会影响大脑思维，大脑长期得不到休息，直接影响创造力和记忆力。

吃什么食物能使眼睛更明亮

眼睛是心灵的窗口，对我们的生活起着很重要的作用，那么吃什么食物对眼睛有益呢？

● 营养均衡，有利于防控近视

首先，营养摄取要均衡，偏食或过多摄入糖和蛋白质，会导致锌、钙、铬等元素缺乏，不利于眼睛的健康。对于孩子来说，还要少喝碳酸饮料、少吃甜食，以减少钙质的流失，才能防控近视。

● 孩子的眼睛更喜欢哪些食物

孩子的眼睛更喜欢颜色鲜艳的食物。饮食中注意补充胡萝卜素，它与维生素 A 一样，能参与视网膜内视紫红质的合成，主要存在于绿色和黄色蔬果中，比如菠菜、韭菜、柿子椒、胡萝卜、南瓜、杏、芒果等。蓝莓和黑莓中的花青素也能保护视网膜细胞，避免老化和光照的伤害。

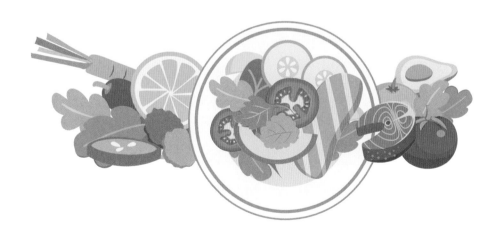

◑ 孩子护眼特效食谱

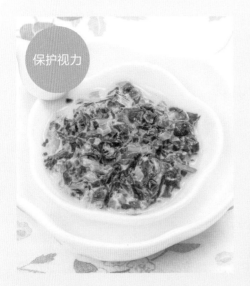

保护视力

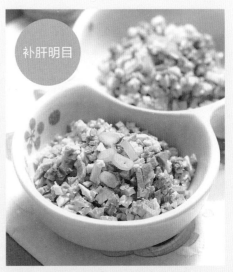

补肝明目

奶油菠菜

材料：菠菜叶100克，奶油20克。

调料：盐1克，黄油少许。

做法：

1 菠菜叶洗净，用沸水焯烫，切碎。

2 锅置火上，放黄油化开，下菠菜碎炒2分钟至熟，加奶油、盐拌匀即可。

功效：菠菜中的胡萝卜素进入体内会转化为维生素A，对维持视力有一定好处。

猪肝瘦肉泥

材料：猪肝100克，猪瘦肉50克。

调料：葱花、盐、香油各适量。

做法：

1 猪肝洗净，切小块，捣成泥；猪瘦肉洗净，剁碎成肉泥。

2 将肝泥和肉泥放入碗内，加入少许水和香油、盐，拌匀放入蒸笼蒸熟。

3 蒸好后取出，撒上葱花即可。

功效：猪肝富含维生素A、铁、锌，是理想的补肝明目食品，瘦肉中的维生素 B_2 能保证视网膜和角膜的正常代谢，所以猪肝瘦肉泥有利于维护孩子的眼睛健康。

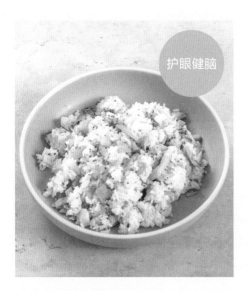

护眼健脑

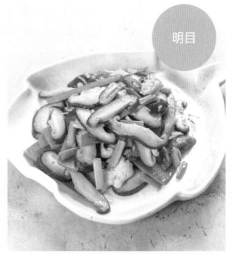

明目

三文鱼西蓝花炒饭

材料： 三文鱼100克，西蓝花50克，
米饭80克。

调料： 盐1克。

做法：

1 西蓝花洗净，切小朵，焯水，捞
出控干，切碎；三文鱼洗净。

2 锅内倒油烧热，放入三文鱼煎熟，
加盐入味，盛出，碾碎。

3 起锅热油，放入西蓝花碎和三文
鱼碎翻炒，倒入米饭炒散，加盐
调味即可。

功效： 三文鱼富含DHA、B族维
生素等营养物质，常吃能促进大脑、
视网膜的正常发育，缓解视疲劳。

香菇胡萝卜炒鸡蛋

材料： 鲜香菇、胡萝卜各50克，鸡
蛋1个。

调料： 葱段10克，盐1克。

做法：

1 鲜香菇去蒂，洗净，切片，焯水；
胡萝卜洗净，切片；鸡蛋打散，
炒熟，盛出备用。

2 锅内倒油烧热，炒香葱段，放入
胡萝卜片翻炒至熟，放入香菇片
翻炒2分钟，倒入鸡蛋，加盐调
味即可。

功效： 这道菜富含胡萝卜素、叶黄
素、卵磷脂等营养物质，可以保护
眼睛，还有助于提高记忆力。

孩子适合看 3D 电影吗

当我们走进电影院，会被铺天盖地的 3D 电影冲击，甚至很多儿童电影也出现了 3D 模式。那么，孩子适合看 3D 电影吗？3D 电影会影响孩子的视力发育吗？

其实，并不是所有人都适合看 3D 电影，有些人看完后还会出现头痛、恶心等。这是为什么呢？

了解 3D 电影的原理

在拍 3D 电影时，通常由两个镜头从不同方向同时拍摄影像，制成胶片。放映时，用两个放映机将两组胶片同步放映，使略有差别的两幅图像重叠在银幕上。此时，如果直接观看，看到的画面有重影，模糊不清。戴上专用的 3D 眼镜后，观众的左眼只能看到左机映出的画面，右眼只能看到右机映出的画面，左、右眼的影像叠加，就产生了立体逼真的视觉效果。

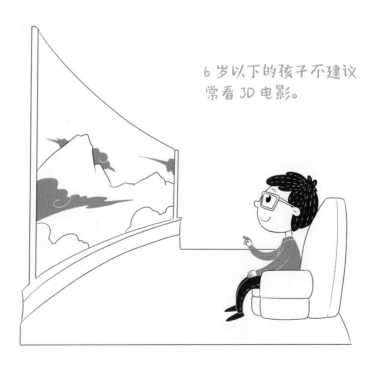

6 岁以下的孩子不建议常看 3D 电影。

🌙 为什么有人一看 3D 电影就难受

首先，3D 电影模拟的立体感与日常真实的立体感并不一样，这种模拟的立体感需要人们不断调节眼肌及晶状体。在黑暗环境下，眼睛自身的调节力原本就会下降，过度调节更容易导致眼睛疲劳，甚至出现头晕、恶心等。

此外，有医生提出，看 3D 电影时，大脑也需要投入更多脑活动适应 3D 的效果变化，刺激太大的画面有可能导致不适。

🌙 哪些人不适合看 3D 电影

一般来说，立体视觉功能发育不良的人不适合看 3D 电影。

重度干眼患者本来泪液就很少，长时间在昏暗环境中用眼，眨眼频率减少，眼睛更容易疲劳干涩，可能会导致病情加重。

青光眼等眼疾患者最好也不要观看。

由于儿童视觉及立体视还在发育中，6 岁以下的孩子通常也不建议观看。

看 3D 电影时，该如何护眼？

看 3D 电影时大家可以选择靠后排的座位，每隔半小时有意识地眨眨眼，摘掉眼镜闭眼休息一下；屈光不正者要戴矫正眼镜观看；双眼屈光度数相差大于 250 度者，戴隐形眼镜观看效果较好。如果感觉眼睛不适或头晕、恶心，应停止观看，并去医院检查。

孩子视力保健的六大误区

 孩子查出远视马上治疗

孩子查出有远视，千万别着急治疗，这是一种与生俱来的状态。孩子因为眼睛小、眼轴短，光线入眼后聚焦在视网膜后方，因此几乎所有的孩子在出生时都是远视。

在生长发育过程中，不同年龄的孩子应该有对应的正常远视度数，也就是视光学上说的"远视储备值"。正常范围的远视储备是预防孩子近视提前到来的最佳武器。

 戴眼镜会让眼睛变形

首先，近视人群的眼轴要比一般人长，度数越深，眼轴越长，所以看起来会显得眼球凸出、眼眶凹陷。

其次，近视镜片属于凹透镜，戴上眼镜会使凸出的眼球略缩小，因此摘掉眼镜后会显得眼球凸出更明显。

但是，戴眼镜本身是不会让眼睛变形的。

眼药水能够缓解视疲劳

视疲劳通常是由用眼过度引起的，这种情况眼睛是能够自我调节的，通常不需要使用眼药水。眼药水不能随意使用，有些成分会对孩子的眼睛产生刺激作用，并不能有效缓解视疲劳。减轻视疲劳最好的方法还是避免过度用眼。

视力检查和屈光度检测是一回事

视力和屈光度不一定是对应的关系。同样是 4.3 的视力，有的人是近视，有的人是远视，有的人是 200 多度，有的人是 300 多度。所以视力不等于屈光度，确定屈光度还需要做验光检查。

近视了没关系，长大后做手术就行

近视手术并不适合所有人，近视度数越高，出现视网膜脱离、黄斑病变、青光眼等并发症的风险越高，严重的甚至可能致盲，而近视矫正手术并不能解决由近视引起的并发症，因此还是应该尽量控制近视发展。

眼镜戴上就摘不掉了

许多家长不愿意让孩子小小年纪就戴上眼镜，担心孩子一旦戴上眼镜，这辈子都摘不掉了。但如果眼睛的问题已经影响到孩子的视觉发育，引起弱视，在视觉发育期内未及时进行戴镜矫治，等孩子长大后，即使戴眼镜视力也无法提高，造成终身的视力缺陷。

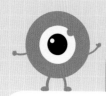

专题 给孩子建一份屈光发育档案

项目	右眼	左眼	年龄
屈光检查			6 个月以上
眼位检查			6 个月以上
视力表检查			3 岁以上
裂隙灯眼前节检查			3 岁以上
角膜曲率检查			3 岁以上
眼轴检查			3 岁以上
眼底检查			3 岁以上
色觉检查			3 岁以上
立体视检查			3 岁以上

PART

3

趣味游戏 +
新型眼保健操，
科学有效易操作

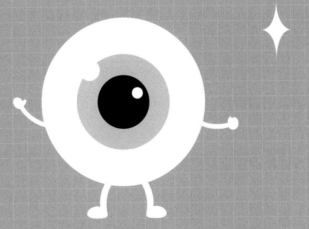

趣味游戏，
在欢乐中提升孩子的视力

眼球运动游戏：提高眼睛的活力

训练孩子做扫视运动的游戏，叫眼球运动游戏。包括摇摆游戏、转眼球游戏等。

● 摇摆游戏（适合 0~3 岁孩子）

游戏目的 可使大脑和全身得到放松，有利于眼睛的扫视运动，使视觉更清晰。

游戏方法

让孩子躺在床上，上方悬挂轻而柔软的彩带、玩具等，家长来回摇摆玩具，让孩子的眼睛做追视，可以锻炼孩子的眼球运动。

● 转眼球游戏（适合 3~6 岁孩子）

游戏目的 通过运动眼球（每只眼睛有 6 条眼外肌，眼球的水平、垂直、旋转运动需要所有眼外肌共同参与完成。只有肌力正常、互相协调，才能保证眼球位置正常，运动自如），均衡地锻炼眼外肌的肌力，使其协调工作。

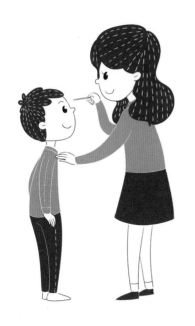
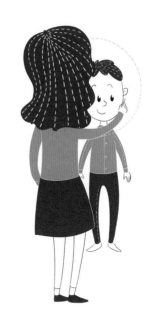

1. 家长一手固定孩子的头部，另一手持指示笔。

2. 家长持笔先按顺时针方向（即右、下、左、上）在孩子眼前慢慢转一个圆圈。孩子的眼睛追随指示笔移动，双眼做顺时针方向转动。

3. 顺时针转动完成后，再做逆时针转动，共做 2~10 组（每组包括顺时针和逆时针各一次），具体依据孩子年龄大小和耐力决定。

温馨提示

1. 孩子眼球转动的速度要缓慢，运动轨迹是一个圆圈，而不是右、下、左、上四个点。

2. 转眼时，孩子的头部始终保持不动，只动眼。例如双眼水平转动时，头部不能左右转动，双眼下转时不能低头，上转时不能仰头。眼球各方向转动要充分。

3. 练习时，家长可以念一些自己编的儿歌，增加趣味性，如"看下面的小花多漂亮……"

追踪游戏：训练追视能力

追视是孩子看到物品后，目光能够随着物品的移动而移动。追视能力在孩子的认知和学习中很重要。该游戏适合 2～7 岁孩子。

游戏目的

1. 训练孩子视线的灵活性和追视能力。
2. 训练孩子的视觉集中力。
3. 锻炼孩子的颈部活动能力。
4. 提高孩子对事物的辨识能力。
5. 激发孩子对外界的探索欲望。

游戏方法

1. 在孩子睡醒后或精神状态较好的情况下，让其舒适地躺在床上。在孩子眼前 20~25 厘米处，家长拿着红色的毛绒玩具慢慢抖动，使其进入孩子的视线，然后缓缓地左右移动玩具，使孩子的视线追随眼前移动的玩具。

2. 可以将玩具由远及近或由近及远地移动，仔细观察孩子的目光如何跟随玩具移动或转动。

3. 追视游戏一天可反复做 3~4 次，每次时间不宜过长，以 3~5 分钟为佳。玩具必须拿稳，以防摔落碰伤孩子。移动物品的速度不能过快，否则会引起孩子的视疲劳。

数字图案游戏：训练动态视力

能够用目光迅速且清晰地捕捉到移动物体的孩子，其动态视力非常好。

处于成长期的孩子，训练动态视力可以使他们的行动变得敏捷，学习能力和体力得到提高，甚至可以帮助他们形成良好的性格。

> **游戏目的**　　通过移动数字图案，让孩子快速读数，不仅有助于提高孩子的眼球运动能力，还能提高其专注力。

游戏方法

用数字标记 8 个图案，单眼按 1 → 8 的顺序追读。

1. 遮住自己的一只眼睛，用另一只眼睛追读 1~8，重复 4~5 次。

2. 同样的方法，换另一只眼追读。

3. 两只眼睛一起追读。

结束后，按照 8 → 1 的顺序再次进行前面的练习。坚持 4~5 分钟。习惯以后，可以随意选择自己喜欢的数字练习。这个练习不仅能够锻炼睫状肌，还能锻炼孩子的眼神，适合 3 ~ 12 岁孩子。

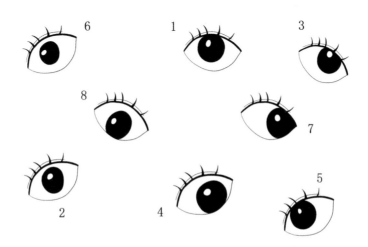

食指游戏：提高视觉灵敏度

食指游戏可以让孩子放松身心，提高视觉灵敏度。

食指游戏（适合 3~12 岁孩子）

游戏目的　　将竖立在眼前的食指拉近、拉远、上下左右移动，可以锻炼眼睛周围的肌肉。

游戏方法

1. 双眼注视前方竖立的食指，然后缓缓向上移动食指至 40 厘米处，目光随食指移动，盯着指尖从 1 数到 10。

2. 将食指恢复原位，然后用同样的方法将食指向下移动至 40 厘米处。

3. 将食指恢复原位，然后向右移动。

4. 将食指恢复原位，然后向左移动。

按照以上步骤练习 5~6 分钟。每天 2~3 次。

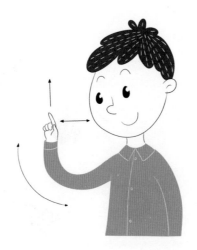

食指游戏的要点是身体放松，头不要摆动，仅眼睛移动。

新型眼保健操，
简单操作护眼好

科学有效的新型眼球运动操

眼球运动操能够弥补传统眼保健操的不足，起到按摩眼周穴位和促进眼球运动的双重作用。眼球运动最大的好处是加速眼球周围肌肉的血液循环，达到缓解视疲劳的目的。

具体做法：让孩子注视正前方的手指，手指从远处移动到近处，然后在左侧、右侧、上方、下方等方位随着音乐的节奏不断移动，眼球追随手指的轨迹做顺时针和逆时针运动。

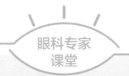

眼科专家课堂

青少年超过 18 岁，近视度数就不会再增长了吗？

眼科学界有个旧观点，青少年到 18 岁眼睛就定型了，近视度数就不会再增长。如今这个观点已被颠覆。近年来，人们大量使用电脑、手机等电子产品，导致有些成年人在 30 岁以后，近视度数还在增加。

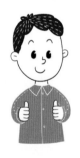

1 头部不动，两只手臂伸直并抬平，竖起双手大拇指，眼睛注视正前方的手指。

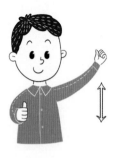 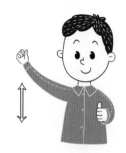

2 保持头部不动，眼睛追随手指做上下运动。

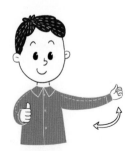 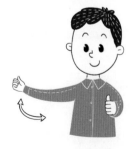

3 保持头部不动，眼睛追随手指从里往外做往返运动。

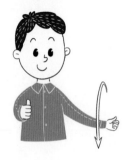 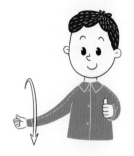

4 保持头部不动，眼睛追随手指在身前做画圈运动。

新型眼球运动操

随时随地都能做的眼内瑜伽操

眼内瑜伽操，又称"眼球晶体操"，是一种简便的眼球放松调节法，可与眼保健操配合使用。

● 眼内瑜伽操的原理

当孩子看近处的时候，眼内的调焦系统是紧张的；当孩子看向远处物体的时候，眼内的调焦系统是松弛的。如此反复，可以调动眼睛的调焦系统，使其不断紧张松弛，达到预防近视的目的。如果把眼球运动操比作跳动感街舞，眼内瑜伽操就像是沉稳的民族舞，二者一动一静，相辅相成。

● 眼内瑜伽操的步骤

1 伸出手臂，手掌置于眼前，距离以能看清手掌的掌纹为准。

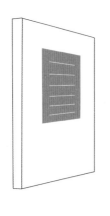

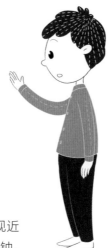

2 眼睛注视近处的手掌8秒钟。然后马上注视远处5米外墙上的文字8秒钟。

3 眼睛再马上注视近处的手掌8秒钟。两次注视为一组，每天做8~10组。

眼睛也要做做广播体操

　　课间做广播体操能够促进身体血液循环，强身健体。我们的眼睛也需要做"眼睛广播体操"，减轻视疲劳，养护双眼。做操时注意头部保持不动，只动眼睛。

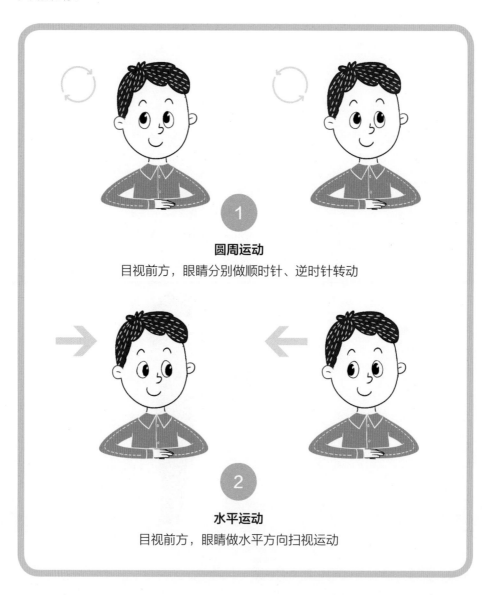

圆周运动
目视前方，眼睛分别做顺时针、逆时针转动

水平运动
目视前方，眼睛做水平方向扫视运动

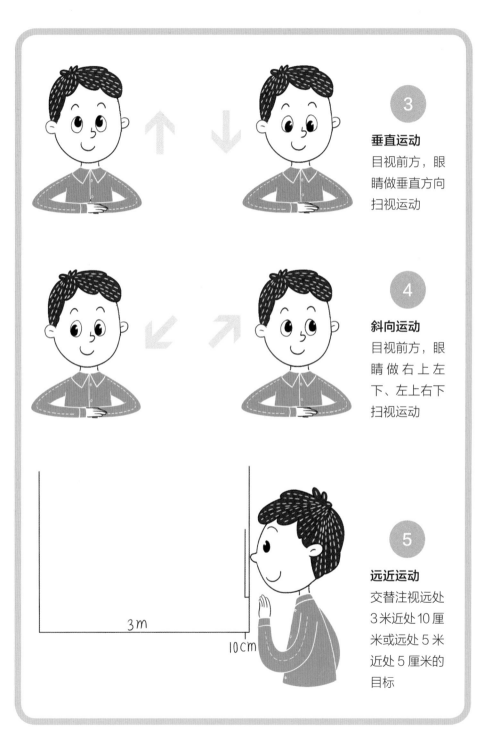

3 垂直运动

目视前方，眼睛做垂直方向扫视运动

4 斜向运动

目视前方，眼睛做右上左下、左上右下扫视运动

5 远近运动

交替注视远处3米近处10厘米或远处5米近处5厘米的目标

3m

10cm

眼睛广播体操

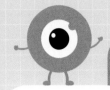

专题 孩子晚上学习，养眼小窍门

要让孩子在晚上高强度近距离持续用眼的时候，更好地做到劳逸结合、休息眼睛，要注意以下几点：

1 灯光要明亮柔和，不可太亮也不可太暗。

2 护眼灯放在左前方。

3 看书20分钟，要休息及远眺。

4 写字时最好用深色的铅笔在白纸上写字，铅笔的颜色和纸张一定要反差明显。

5 最好采用可调节式的桌椅，让孩子保持良好的读写姿势。

眼科专家课堂

孩子晚上学习时间长，休息时看看窗外，眼睛能不能得到放松呢？

远眺时只要看得清，能注视到目标，都是有一定帮助的。如果室外太黑暗看不清，作用就不大。

孩子近视了怎么办？
同仁眼科医生这样说

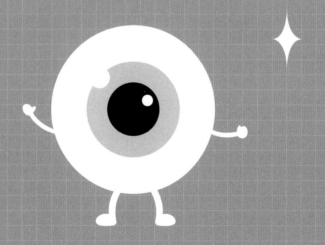

了解近视真相，
揭开神秘面纱

为什么现在的小学生特别容易近视

长时间、近距离过度用眼

近几年，频繁的网课增加了孩子们的用眼负担。休息和娱乐时间，孩子们的眼睛也从看书转到了看手机、iPad、电脑、电视等电子屏幕，不少孩子已经成为"电子屏幕控"。这种用眼方式的改变，被认为是导致近视的主要原因。

长时间近距离注视电子屏幕会导致近视，一方面电子屏幕对眼睛有刺激，另一方面会使眼睛的睫状肌疲劳、痉挛，加快眼轴增长的速度，加速远视储备的消耗甚至近视的发生。

读写姿势不对

有的孩子平时看书、写作业、使用电子产品时喜欢趴在课桌上或躺在床上，坐姿不正、歪头、歪身子等都是不正确的读写姿势。如此长时间近距离用眼会导致眼轴变长，从而增加近视度数。因此，家长平时一定要规范和监督孩子的读写姿势，保持坐姿端正，不在行走、坐车或躺卧时阅读，这样才能更好地保护眼睛。

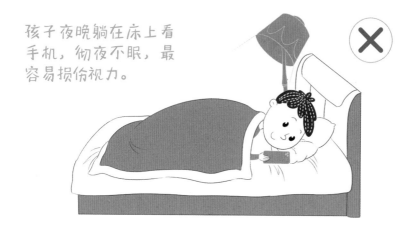

孩子夜晚躺在床上看手机，彻夜不眠，最容易损伤视力。

🌙 长期睡眠不足，睡眠质量差

有研究发现睡眠时间不足和睡眠障碍也可能是儿童近视的诱发因素。睡眠紊乱可能会干扰或中断控制眼球正视化过程的调节机制，从而导致屈光不正。因此，良好的睡眠对孩子的眼睛发育有着重要作用。

好睡眠包括睡眠深度和睡眠时间两个方面，高质量的睡眠可以使疲劳感消失，头脑清醒，精力充沛。下面的方法能够帮助孩子克服睡眠障碍，养成良好的睡眠习惯。

1	保证足够的睡眠时长	美国睡眠基金会建议 3~5 岁学龄前儿童睡眠时间为 10~13 小时，6~13 岁学龄期儿童睡眠时间为 9~11 小时。规律的入睡和唤醒时间对儿童健康发育很重要。
2	提供良好的睡眠环境	卧室不摆放电视等娱乐设施；保证安静的环境、适宜的湿度和温度，以不影响睡眠为宜；还应调整和保持良好的睡眠姿势（侧卧位）及适宜的枕头高度（10厘米左右）。

3	睡前避免接受过多光照刺激	光线会抑制褪黑素的分泌，后者对调节睡眠和视网膜昼夜节律非常重要，孩子入睡前要避免在灯光下学习、看电视、看手机等。此外，睡眠期间不使用小夜灯等照明设施。
4	适度的活动量	白天让孩子参与适度的体育活动，不仅可以增强体质，还能促进大脑发育，晚上更容易入睡，提高睡眠质量。
5	睡前避免摄入咖啡因	白天摄入充足的水分和食物，睡前避免摄入含有咖啡因的食物，如浓茶水、咖啡、巧克力、能量饮料等。
6	父母的关爱	父母的爱护让孩子更有安全感，帮助儿童排除心理上的问题。要尽量避免那些可能引发夜惊症的事情发生，从客观上解除儿童的心理压力。

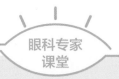

眼科专家
课堂

是否有改善视力的饮食偏方或秘方？

尽管有些营养素比如叶黄素、维生素 A 等对于眼睛的发育和维持眼睛健康十分重要，但是富含这类营养素的食物并不能给予孩子超群的视力或者治愈已经形成的近视。所以大家千万不要迷信一些民间流传的可以防治近视或改善视力的偏方、秘方。孩子在日常生活中均衡饮食，荤素搭配，多吃蔬果和富含优质蛋白质的食物，不挑食、不偏食，少吃甜食、碳酸饮料和油炸食品，就能够为眼睛发育提供必需的营养物质。

你家孩子属于什么类型的近视

按照不同的标准，近视有不同类型。分辨孩子的近视类型，可以帮助医生根据孩子的实际情况进行针对性矫正，让孩子获得更好的视觉功能。想要判断孩子属于哪种类型的近视，应该到正规的医疗机构进行科学的验光检查，依据检查结果得出结论，切勿盲目判断，耽误孩子视力的最佳干预期。

◗ 根据近视程度分类

近视程度有深有浅，按照屈光度的高低，近视可以分为轻度近视、中度近视、高度近视三种类型。

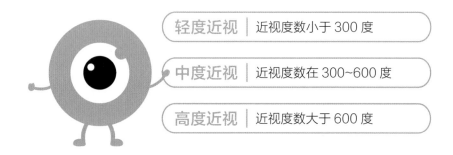

轻度近视	近视度数小于300度
中度近视	近视度数在300~600度
高度近视	近视度数大于600度

◗ 根据引起近视的原因分类

轴性近视：眼轴发育过长，超过正常范围，外界平行光线进入眼内聚焦于视网膜之前。是目前最常见的儿童青少年近视类型。

屈光性近视：眼轴长度正常或基本在正常范围内，由于角膜或晶状体曲率过大，屈光力超出正常范围，使外界平行光线进入眼内聚焦于视网膜之前。

混合性近视：既有屈光性近视，又有轴性近视。

◑ 根据是否发生病理变化分类

单纯性近视： 眼球在发育期形成的近视，等到发育停止，近视也趋于稳定，屈光度数一般在 600 度之内，也叫生理性近视。这种近视由遗传因素和环境因素共同作用，且不伴随明显的病理变化，属于多基因遗传。

病理性近视： 发育停止后近视仍在进展，又称进行性近视。大多数患者近视度数在 600 度以上。这种近视受遗传因素影响较大，通常伴有眼底的病理改变，为单基因遗传。

单纯性近视，并没有想象中那么可怕

◑ 单纯性近视危害小于病理性近视

一般来说，轻、中度近视属于生理性近视，这类近视比较常见，一般到 20 岁以后，近视度数会逐渐稳定。而高度近视中有一种极具危险性的病理性近视，除了视力下降以外，还会出现眼底病变，引发很多问题，严重的甚至会导致失明。病理性近视一旦发生，尚无有效的手段进行控制或者逆转。如果出现了眼底病变或者其他眼部并发症，可以通过对症治疗，如药物、手术等方法防止视力继续受损。

药物治疗： 时至今日，还没有可以治疗病理性近视的药物。但对于眼部并发症，则可以通过药物进行治疗。脉络膜新生血管（CNV）是病理性近视最常见的眼底并发症，可以通过光动力疗法或者眼内注射抗血管内皮生长因子来治疗。

手术治疗： 病理性近视可能会引起黄斑裂孔或者视网膜脱离。对于这类并发症，可以通过手术来进行治疗。此外，后部巩膜加固术能在一定程度上控制进行性病理性近视，降低眼底并发症出现的可能性。

病理性近视表现

1 很多病理性近视患者在青春期前后就开始出现视力下降，近视度数进展很快。成年后会趋于稳定。

2 眼科检查时，发现眼轴明显延长，长度多与屈光度相关。

3 出现眼底病变时，患者会感觉视野某处出现视物模糊，并且会逐渐加重，造成视力损伤甚至失明。

4 进行专业的眼底检查时，会发现特征性的眼底改变。

5 验光检查时，会发现视功能明显受损，远、近视力都会下降，视野、光觉及对比敏感度等也可能出现异常。

单纯性近视表现

1 青春期出现，生长发育结束后近视度数趋于稳定。

2 远视力低于正常水平，近视力及其他功能正常。

3 近视屈光多为轻度或中度。

4 通常不会发展为病理性近视。

🔵 近视不可怕，关键在于及时干预

近视其实并不可怕。以照相机来做比喻，近视只是"焦距"没有对准，"胶卷"和"零部件"并没有损坏。只要把焦距调准（戴上眼镜），眼睛就可以正常使用。

无论哪种近视，改变不良用眼习惯都同样重要。在相同的用眼环境下，父母都近视的孩子相比于父母不近视或有一方近视的孩子，更容易发生近视。这不是说孩子从父母那里遗传了近视，而是近视的父母会将不良的用眼习惯"传染"给孩子，又把对眼睛发育不利的物理环境共享给孩子。为了不让家里这么轻易就收获一副"小眼镜"，请父母与孩子一起改变不良用眼习惯，合理用眼。

低度近视虽然不可怕，但影响也很大

低度近视虽然算不上眼病，但早发性近视，特别是低龄近视，对有些孩子仍有较大影响。一旦发现孩子近视，家长要用心引导，并及时带孩子到专业眼科医院就诊，了解控制近视的方法。

● 近视后的身心影响有哪些

心理影响： 有的孩子因害怕父母责怪自己没有保护好眼睛而不敢告诉家长和老师；有的孩子天性敏感，比较在意他人注视的目光，戴眼镜后会刻意躲避人群；也有的孩子担心近视度数持续增长，不敢看书、玩电子产品等。这些情况都容易影响孩子的自信心和人际交往。

生活影响： 有的孩子因戴眼镜不方便，活动受限制，变得不爱运动；有的孩子觉得戴眼镜不好看、压迫鼻梁等，会频繁摘下眼镜，从而增加视疲劳。这些情况都可能进一步加深近视，形成恶性循环。

 典型案例

孩子近视不敢说？戴镜认知要更新

星星是四年级的小学生，最近老师发现她注意力不集中，体育活动也不积极参加，常常一个人躲在角落，不像从前那样活泼了。老师和星星交谈后得知，星星看不清远处的物体已经有一段时间了，但她不敢告诉父母，害怕近视是因为看电视、玩电子产品引起的而招来父母的责骂，害怕戴镜后会被同学嘲笑……星星的父母得知后，及时带她去医院做了检查并配上近视眼镜，与星星一起学习近视相关知识；老师也给孩子们上了一节生动的眼健康课，使他们认识到戴眼镜和做眼保健操都是保护眼睛的重要措施。在父母和老师的正确引导下，星星终于打开心结，不再害怕戴眼镜，又恢复了往日的活泼。

告诉孩子及时配镜的重要性

儿童处于生长发育期，近视度数会随着生长发育逐年加深，再加上学业压力大、用眼负担重，如不及时矫正，即使度数再低，将来也可能发展成为高度近视。儿童发生近视的年龄越小，将来发展成为高度近视的概率就越大。戴眼镜不仅可以矫正屈光不正，使视物清晰，更重要的是可以帮助眼睛保持正常的调节功能，减轻视疲劳，起到控制近视加重的作用。当孩子懂得及时矫正的重要性，心理负担就能相对减小，可以提升孩子戴镜的积极性。

最终是否近视，是由眼轴长短决定的

人的眼球类似于球形，眼轴是眼球的前后径长度，眼轴的长度是决定屈光状态的主要因素之一，显然是比验光度数和视力等更精准、变化更敏感的指标。随着近视的发生，眼球前后径也会随之变长，医生可以通过眼轴长度判断眼球发育是否正常，从而帮助孩子制订合适的近视防控方案。

成长过程中眼轴的变化

就像身高一样，每个人的眼轴从出生到衰老，是在不断增长的。在 3 岁之内增长较快，3~15 岁增长较为缓慢。

人出生时眼球很小，眼轴约 16.5 毫米；6 岁时平均眼轴约为 22.46 毫米；7~8 岁时增长幅度较明显，为 0.22 毫米；15 岁时平均眼轴约为 23.39 毫米。每个孩子的角膜曲率不一样，所以其眼轴基数也不同，不能只通过眼轴长度判断孩子的近视趋势，而是应该关注眼轴的增长速度。发育期儿童的眼轴增长过快可能是导致近视发展的因素之一，但应考虑正常生长发育的眼轴增长情况。

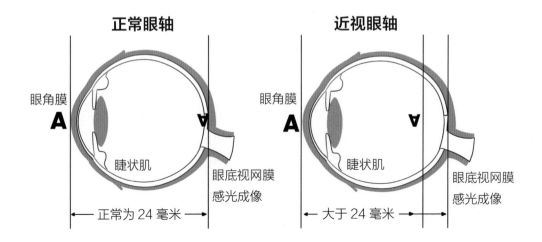

正常眼轴　　　　　　　　**近视眼轴**

眼角膜　　　　　　　　　　　眼角膜

睫状肌　　　　　眼底视网膜　　　　睫状肌　　　　　眼底视网膜
　　　　　　　　感光成像　　　　　　　　　　　感光成像

← 正常为 24 毫米 →　　　　← 大于 24 毫米 →

正常眼球与近视眼球对比示意图

眼轴每增长 1 毫米，近视度数增长约 300 度

◑ 眼轴与近视的关系

眼睛之所以能看到清晰的目标，是由眼轴的长度和眼内的屈光介质决定的。每个人出生时眼睛都是远视状态，随着年龄增长，眼轴也在增长，如果后期眼轴因为种种原因过度增长，超出正常标准，就会出现近视。

眼轴越长，眼球这个"气球"就会被吹得越大，因此近视度数只会持续增加，或停止增加，但不会减少，同时会造成视网膜牵拉，让其持续变薄，进而导致视网膜病变，甚至出现视网膜脱离等严重问题。所以测量眼轴在近视防控中有着很重要的意义。

1. 眼轴的快速增长领先于近视发生，眼轴是比屈光度数更有效的近视预警评判标准。同时，眼轴与近视性眼底并发症相关。

2. 近视初发期前后的 2 年内，儿童屈光发育的各项参数变化最快，需要密切跟踪，建议及时建立屈光档案，积极配合矫正。

☕ 哪些人群需要定期检查眼轴

学龄儿童和青少年建议每半年检查一次眼轴，记录孩子眼球发育情况及近视增长速度，做到心中有数。

| 学龄儿童 | 6岁学龄儿童因用眼负荷突然增加，是假性近视和真性近视的高发年龄。眼轴增长速度是判断儿童屈光发育是否正常的指标之一。无论儿童是否近视，均建议定期检查。 |

| 青少年 | 青少年由于课业负担重、电子产品使用较多，是近视发生和发展的高发人群。定期检查眼轴能更好地监控青少年视力的发展，及时采取防控措施。 |

☕ 关注眼轴长度比近视度数更重要

要想获得准确的近视度数需要进行散瞳验光检查，眼轴的测量不需散瞳就能测到准确数值。眼轴的增长同样可以客观地反应近视进展情况。长眼轴对眼球带来的损伤是不可逆的，一旦出现近视并发症，会降低晚年生活质

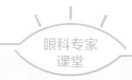

眼科专家课堂

如何测量眼轴？

测量眼轴不需要散瞳，仅需下巴和额头紧贴仪器，保持头部不动，眼睛注视镜头中的小红点就行，一般测量双眼几分钟就可以完成，整个过程没有任何疼痛感，是一种安全、无创的检查，3岁的孩子都可以配合。不同医院使用的不同品牌的眼轴测量设备，测量结果之间存在一定的偏差，一般建议始终用同款设备进行测量，方便连续多次测量值之间的对比，数据会更准确。家长不要执着于眼轴长度的绝对数值，每3~6个月复测眼轴，观察眼轴增长的速度，这样才能对孩子近视的发展做出准确的预判和干预。

量。眼轴超过 25.6 毫米的人群，80% 都存在近视导致的视网膜变性改变，对视力的影响程度也不同。近视度数越高，在 40~60 岁出现致盲并发症的概率越高。如果近视出现的年龄过早，随着近视度数的增长，眼轴长度不断增加，极易拉薄视网膜和血管层（脉络膜），为成年之后的视网膜裂孔、开角型青光眼、脉络膜新生血管等并发症埋下隐患。所以，需要尽早干预近视进展，避免出现高度近视，引起严重的并发症。

拒绝早发性近视：
患近视的年龄越小，问题越严重

早发性近视（先天性近视）主要是由遗传因素决定的，也可以理解为"近视易感体质"。对于早发性近视，主要是在早期控制眼轴增长，预防出现眼底并发症。

● 早发性近视——眼轴不可控生长

早发性近视一般发生在 15 岁以前，发生的年龄越小，孩子器官的可塑性就越好，巩膜受到刺激被牵拉的能力越强，度数就增长得越快。近视发生的风险窗口期一直到 20 岁，停留在近视风险期时间越长，高度近视的可能性越大，发生近视病理改变的风险也越大。如果孩子长期近距离过度用眼，导致睫状肌始终处于紧张调节状态，诱发高度近视的概率就会增高。

另外，由于遗传性的后巩膜支撑较为薄弱，早发性近视会表现为一种病理性的、不可控的、终身性的眼轴增长。随着眼轴过度增长，眼球壁的 3 层结构（巩膜、脉络膜、视网膜）被机械性拉伸而变薄，日积月累就可能出现眼底病变，这是全球范围内引起失明的主要原因之一。

近视有一定的遗传因素，父母双方或一方有近视，尤其是高度近视，在同样的用眼强度下，其子女出现近视的概率就会高一些。

哪些因素可诱发早发性近视

1

2

较高强度的学习任务、户外活动时间不足、睡眠不足等环境因素。

近视发展的程度与发病年龄呈正相关，发生在5~6岁的早期近视较容易在5~6年内发展为获得性高度近视。

早发性近视对孩子的影响

1

3

近视的孩子坐在教室较后排位置，会看不清黑板上的字迹，上课注意力难以集中，影响学习。

2

有些职业对视力的要求比较高，比如警察、消防员等。如果是先天性近视且度数较高，选择的职业就会受到限制，影响孩子未来的职业规划。

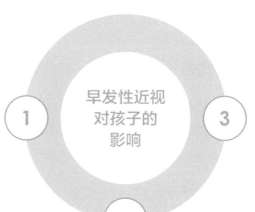

真假近视傻傻分不清，
掌握分辨第一步

错把假性近视当成真性近视，会影响孩子未来的生活和职业选择

假性近视并不是真近视，是因为用眼过度导致的视力下降或是调节痉挛引起的视力不良，所以平时要监督孩子正确用眼，适当休息和专业治疗可以逐渐恢复视力。

眼睛看不清就是近视吗

眼睛看不清，可能是多种原因导致的，也许只是单纯的近视、远视，也许是其他眼部疾病，也有可能是视功能或眼部调节出了问题。

典型案例

假性近视怎么办？重视专业治疗有望逆转

东东今年 8 岁，妈妈发现他总是眯着眼睛看东西，远处的东西有些看不清，担心东东近视，便带他去医院检查。经过检查，东东右眼视力 4.7，左眼视力 4.5，电脑验光结果为右眼 375 度近视，左眼 500 度近视！得知这一结果后，东东妈妈十分慌张，想赶紧给孩子配镜以控制近视增长。眼科医生根据东东的散瞳验光结果，结合眼轴、角膜曲率及调节力的检查结果，认为东东是用眼过度、调节紧张导致的视力下降，也就是"假性近视"，并不是真性近视。这种情况只要减少近距离用眼，多户外活动，充分放松休息眼肌，并不需要佩戴眼镜。1 个月后，经过系统治疗，东东的视力已经恢复到 5.0，电脑验光结果也显示屈光度是正常的。

● 家长提高警惕以免"弄假成真"

虽然假性近视可以通过合理用药、改变用眼习惯、视觉训练等方式加以改善，但它的发生也为孩子和家长敲响警钟——如果不及时干预，便会发展为真性近视。家长切勿抱有侥幸心理，自行将"孩子第一次检查出近视"或"孩子年龄小"等作为假性近视的判断依据，而是应该尽快到专业眼科医院进行检查。视力矫正并不是配一副眼镜这么简单，更重要的是树立正确的近视防控观念，养成良好的用眼习惯，科学防控近视。

判断孩子近视的常用方法有哪些

大多数近视眼是眼轴变长导致的，长时间、近距离用眼的不良习惯会加速眼轴的增长。想知道孩子是否近视，需要到专业的眼科医院进行系统检查。

● 家长自查孩子是否有近视的方法

当孩子出现视力问题的时候，为了看清楚，孩子会不自主地进行一些调节，家长日常要重点关注孩子有无下图中的"调节"动作。如果有，则要带孩子进行一次全面的视光学检查。有问题及时处理，防止变严重；没发现问题也没关系，检查结果可以录入孩子的"屈光档案"，作为眼睛健康状况的参考资料。

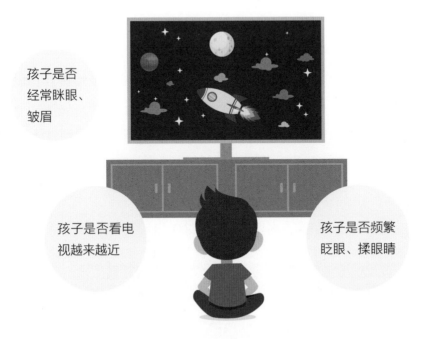

孩子是否经常眯眼、皱眉

孩子是否看电视越来越近

孩子是否频繁眨眼、揉眼睛

家长自查孩子是否近视的方法

医院如何筛查近视

首先，医生会给孩子做一个最简单的电脑验光，如果验光结果显示没有远视，仅有近视，哪怕只有 50 度，也说明孩子已经有近视趋势了。

接着，医生会根据孩子的年龄，结合电脑验光、视力、角膜曲率、眼轴等检查结果进行综合判断。如果孩子有近视迹象，需做散瞳验光进行确诊。如果散瞳验光结果显示仍然存在近视，家长就要引起重视了，说明孩子已经存在真性近视。一定要监督孩子改变不良的用眼习惯，防止近视程度进一步加深。

父母看得懂验光单，心里才踏实

● 验光分为客观验光和主觉验光

去医院验光，比较常见的流程是：先查裸眼视力和电脑验光（客观验光）。根据检查结果，医生可以初步判断孩子的视力情况，是近视、散光，还是远视。

如果裸眼视力下降，需要继续进行主觉验光，即验光师使用综合验光仪等设备进一步检查，明确屈光状态，必要时还会检查双眼视觉功能。检查完成后，可以获得比较完整的验光结果，包括：裸眼视力、矫正视力、球镜度、柱镜度、散光轴位和瞳距等参数。

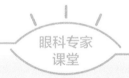

眼科专家
课堂

视力、裸眼视力、矫正视力、视力不良指什么？

视力： 又称视锐度，指眼睛识别物象的能力。分为中心视力与周边视力（即视野），前者指眼底黄斑区中心凹的视锐度，后者指黄斑区注视点以外的视力。一般所谓视力均指中心视力。识别远方物象的能力称远视力，识别近处物象的能力称近视力。

裸眼视力： 又称未矫正视力，指未经任何光学镜片矫正所测得的视力，包括裸眼远视力和裸眼近视力。

矫正视力： 指用光学镜片矫正后所测得的视力，包括远距矫正视力和近距矫正视力。

视力不良： 又称视力低下。根据《标准对数视力表》（GB11533—2011）检查远视力，6岁以上儿童青少年裸眼视力低于5.0即为视力不良。其中，4.9≤视力≤5.0为轻度视力不良，4.6≤视力≤4.8为中度视力不良，视力≤4.5为重度视力不良。儿童青少年视力不良的原因多见于近视、远视、散光等屈光不正以及其他眼病（如弱视、斜视等）。

🍃 教你看懂验光单

根据下图中的验光结果可知：

右眼 125 度近视，50 度散光，散光轴位 153；左眼 25 度近视，125 度散光，散光轴位 176；镜眼距 12 毫米；瞳距 60 毫米。

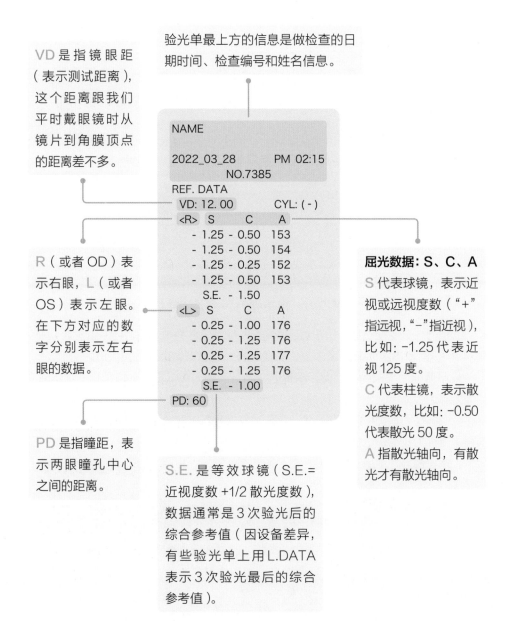

VD 是指镜眼距（表示测试距离），这个距离跟我们平时戴眼镜时从镜片到角膜顶点的距离差不多。

验光单最上方的信息是做检查的日期时间、检查编号和姓名信息。

R（或者 OD）表示右眼，L（或者 OS）表示左眼。在下方对应的数字分别表示左右眼的数据。

PD 是指瞳距，表示两眼瞳孔中心之间的距离。

S.E. 是等效球镜（S.E.=近视度数 +1/2 散光度数），数据通常是 3 次验光后的综合参考值（因设备差异，有些验光单上用 L.DATA 表示 3 次验光最后的综合参考值）。

屈光数据：S、C、A

S 代表球镜，表示近视或远视度数（"+"指远视，"-"指近视），比如：-1.25 代表近视 125 度。

C 代表柱镜，表示散光度数，比如：-0.50 代表散光 50 度。

A 指散光轴向，有散光才有散光轴向。

散瞳对眼睛有坏处吗

儿童验光前一般都要散瞳，散瞳验光可以查出孩子真实的屈光状态。

散瞳验光伤害视力吗

散瞳验光在医学上被称为睫状肌麻痹验光，是在验光前使用睫状肌麻痹剂，使眼睛的睫状肌麻痹、调节放松，以便客观准确地检测眼睛的屈光状态。对于那些由于调节痉挛导致的假性近视及某些因调节过度产生的视疲劳或近视进展快的患者，散瞳还是很有效的治疗措施。

睫状肌麻痹剂点眼的不良反应发生率非常低，即使有也是轻微的、可以完全恢复的。家长不必对儿童散瞳验光感到畏惧。

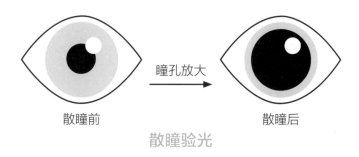

散瞳前　　瞳孔放大→　　散瞳后

散瞳验光

散瞳验光的方法有哪些

一种是快速散瞳验光，适用于 12 岁以上的孩子，散瞳药物为复方托吡卡胺滴眼液，每隔 5 分钟滴眼一次，连续六次后休息 20 分钟即可做检查，整个过程大概需要 1 小时，散瞳后 6~8 小时瞳孔恢复正常。这种散瞳药效时间短，不会影响孩子的学习和日常生活。一般适用于近视儿童的验光。

一种是中速散瞳验光，适用于 6~12 岁儿童。常用散瞳药物为盐酸环喷托酯滴眼液，在医院现场点药后，瞳孔恢复时间为 3~7 天。使用中速散瞳药可以得到准确的验光结果，瞳孔恢复相对较快，适合非弱视的 6~12 岁学龄期儿童使用。

还有一种是慢速散瞳验光。家长在医生指导下自行给孩子点药。一般使用阿托品眼用凝胶，用药时间 3~5 天不等。如连续 3 天用药，每天点眼 3 次，早、中、晚各间隔 3 小时以上，点入下眼睑内，双眼每次各 1 滴。第 4 天来医院验光，散瞳后 2~3 周瞳孔恢复正常。慢速散瞳能够使睫状肌充分麻痹，验光结果更准确。适合于年龄偏小或患有斜视弱视的孩子。

　　注意：点散瞳药后，需压迫内眦角处泪囊区 5 分钟，避免药物经泪道流入鼻腔，出现脸红、发热等不良反应；散瞳期间眼睛畏光，应避免强光刺激，尤其是强烈的阳光刺激，到户外应戴遮阳帽或太阳镜；散瞳期间由于瞳孔散大，视近物模糊，应避免近距离用眼；极少数孩子散瞳后出现明显的颜面潮红、口渴、发热、头痛、恶心、眼睑水肿等症状，考虑为药物不良反应，多数孩子停药后症状即可消失。如果出现上述症状，应嘱孩子多喝水促进药物排出，必要时咨询眼科医生。

　　选用哪种散瞳剂，一定要由专业医生根据孩子的病情来决定。

科学应对，让孩子远离假性近视

　　我们常说的假性近视仅仅是因为睫状肌紧张引起的，除了通过户外活动、改变用眼习惯等方式放松眼部肌肉之外，科学的医疗干预也可以起到较好作用，逆转假性近视不是不可能。

　　散瞳的过程就是睫状肌充分放松的过程，怀疑假性近视的孩子可以通过散瞳验光来明确孩子目前的屈光状态是近视还是存在远视储备，同时还可以充分放松睫状肌，起到治疗假性近视的作用。

● 反转拍给眼睛"健身"

假性近视是由于睫状肌过度收缩造成的，并非由眼轴增长所致。如果睫状肌能够放松，力量能够加强，其调节功能也就增强了，假性近视就能治愈。

反转拍又称翻转拍、蝴蝶拍，有固定瞳距反转拍和移动瞳距反转拍两种。使用度数相等的正负两对球镜，例如一组是近视 150 度，另一组是远视 150 度。两组镜片在孩子的眼前不断交替翻转，达到在室内望远、望近、放松睫状肌的作用。反转拍可以训练睫状肌收缩以及放松，对假性近视是有益处的。使用过程中一定要遵从医嘱，还要定期复查，跟进孩子视力的发展情况。

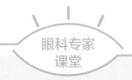

眼科专家
课堂

有药物可以治疗近视吗？

多数近视患者都是轴性近视，即眼轴过长。想要"治好"近视，需要再把眼轴缩短。但是这就像一个人已经长高了，再想办法让他变矮一样困难。家长需要明白，近视不能治愈，一旦发生，就是不可逆的。虽然近视无法治愈，但近年来，在防控近视领域出现了一些药物，例如阿托品滴眼液，对近视防控有一定作用，但需要经过专业的诊断后根据实际情况在医生的指导下使用，并非人人都适用。

孩子假性近视怎么办

假性近视需要戴眼镜吗

● 假性近视与真性近视有何区别

假性近视，又称调节性近视。顾名思义，假性近视实质上不是近视，可能是正视，也可能是轻度远视，但在临床表现上与近视一样。实质上这是一种调节痉挛的状态。眼睛看近处，必须使用调节才能看得清楚。距离越近，需要的调节力度也越大。只要使眼睛得到充分放松，恢复视力的可能性极大。

真性近视是由于先天或后天的因素造成眼球前后径变长，平行光线进入眼内在视网膜前形成焦点，引起视物模糊。真性近视需要通过佩戴眼镜矫正或者通过夜间佩戴角膜塑形镜等方法控制近视进展，近视一旦出现，则无法逆转。

假性近视通常发生在儿童与青少年时期，真性近视在各个年龄段都有可能发生。

● 不以屈光度数判定真假近视

判断孩子是真性近视还是假性近视，最简单的方法就是散瞳验光。散瞳后孩子视物模糊的症状消失，视力恢复正常，且未验出近视屈光度，就是假性近视；散瞳验光测出近视屈光度，需要戴眼镜才能看清，就是真性近视。

这两个指标帮你判断真假近视

判定真性近视可以分析两个重要数据——眼轴长度和角膜曲率，两者应该是相匹配的。近视发生后，眼轴会变长，随着近视度数增加，这个数据还会不断增长。如果这两个数据匹配程度是正常的，再排除眼部器质性的病变，就说明孩子并非真性近视，无须配眼镜，可通过改善用眼习惯和锻炼等方式逐渐恢复正常视力。

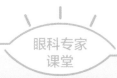

1 远视力低于近视力，远视力小于 5.0，近视力等于 5.0。

2 视力不稳定，休息一段时间可能转好，再看近时又可变差。

假性近视有哪些特点

3 疗效不确切，假性近视对各种疗法都表现为治疗时有效，停止治疗、恢复近距离用眼时又可复发。

眼科专家课堂

什么是角膜曲率？

角膜曲率是指角膜的弯曲程度，理想的角膜弯曲面应该是均匀一致的球面，正常曲率约 43.5D。角膜曲率参与决定近视度数。当角膜某些方向的弯曲度不一致时，由于不够"圆"就会出现角膜散光，所以测量角膜曲率可以明确散光的来源。另外，角膜弯曲度过高或过低都可能与某些眼部疾病有关，需进一步检查。

● 假性近视需要马上配眼镜吗

当孩子诉说视物不清时，家长要带孩子做专业的眼科检查，排查真假近视或其他眼部问题。不同于真性近视，假性近视的眼轴并没有伸长，眼球结构也没有发生变化。经过及时治疗，睫状肌得到放松，视力是可以恢复的。如果给假性近视的孩子佩戴眼镜，会让近视越来越严重，甚至导致真性近视。

● "由假变真"才需要戴眼镜

如果不注意用眼卫生，不改变现有的不良用眼习惯，不让眼睛充分休息，假性近视很快会向真性近视转变。假性近视是真性近视的前期阶段，是需要治疗的。假性近视长期得不到有效治疗，是造成真性近视的原因之一，是量变到质变的过程。成为真性近视后，就需要通过配镜进行矫治。

现在市面上出现了形形色色的护眼手段，比如眼部按摩、眼贴、按摩仪、渐近镜等，这些方法只是起辅助作用，佩戴合适的眼镜才是防止真性近视加深的有效方法。由于现在孩子看近物的机会越来越多，由假性近视过渡到真性近视的时间越来越短。若不能及时找出导致孩子视力变化的原因，不改变不良用眼习惯，那么无论用什么眼保健产品也不能阻止近视的发展。

自然疗法做推拿，改善假性近视

中医认为假性近视多因先天禀赋不足，后天发育不良，劳心伤神，使心、脾、肝、肾不足，脏腑功能失调，以致目系失养，功能减退。推拿调理假性近视以补养气血、通经明目为主。

按揉睛明

〔取穴〕位于目内眦外稍上方凹
　　　　陷处。

〔方法〕用两手拇指或食指指腹
　　　　按揉孩子睛明穴 100 次。

〔功效〕清肝明目。

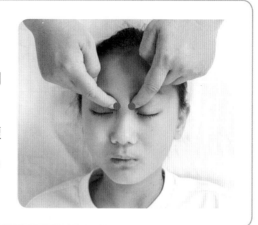

揉太阳

〔取穴〕眉梢和目外眦连线中点
　　　　后方的凹陷处。

〔方法〕用两手拇指指腹向耳
　　　　方向按揉孩子太阳穴 2
　　　　分钟。

〔功效〕明目。

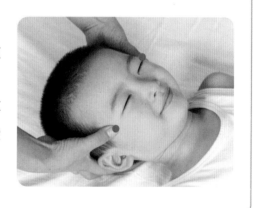

拿风池

〔取穴〕在颈后面的发际位置，
　　　　位于头后面大筋的两旁
　　　　与耳垂平行凹陷处。

〔方法〕用拇食二指指腹提拿孩
　　　　子风池穴 50~100 次。

〔功效〕明目聪耳。

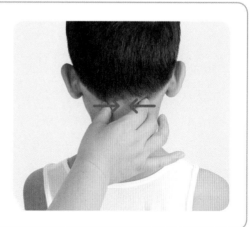

贝茨视力训练法：改善双眼调节功能

假性近视患者可以通过贝茨视力训练法放松眼睛，缓解视疲劳，恢复正常视力。

贝茨视力训练法，可减轻心理失衡引起的假性近视

假性近视，既有用眼负担过重的原因，也有受心理、情绪等各方面综合因素影响的原因。我们知道，眼睛是受大脑支配的，孩子思想有压力，也易引起眼肌疲劳。人在焦虑、恐惧、紧张时，血管收缩，会使器官供血不足，大脑和眼睛暂时缺氧。生活中经常碰到这样的情况："我一着急，眼一黑，什么都看不清楚了，脑子一片空白"。

如果孩子总是处在这些情绪下，就会产生眼肌疲劳，影响视力。贝茨视力训练法可减轻或消除因身心紧张而造成的眼肌疲劳，从而改善视觉功能。

什么是贝茨视力训练法

贝茨视力训练法是由美国眼科医生贝茨发明的视力训练法。根据贝茨理论，弱视、近视、远视和散光等视觉疾病虽然可由许多因素引起，但心理因素很常见，其中以身心紧张为最直接的原因。

他认为，严重的精神负担会使人产生强烈的心理应激反应，并导致心理失衡，而精神紧张又会造成肌肉紧张，引起眼部肌肉持续痉挛。长期在这种心理状态下学习，再养成不良用眼习惯，会加重视疲劳。因此，视觉不良的人需要调整心理状态，放松眼肌，才能改善眼睛的调节功能。

贝茨视力训练法如何操作

贝茨视力训练法的基本手段是松弛、光照、运动和想象。每天坚持训练1次,阴天或下雨时暂停。一般经过数次训练后,视觉功能就会有明显提高,尤其适合假性近视及视力不良的孩子。年龄大些的孩子理解力更强,能更好地掌握训练要点,效果会更好。

具体方法如下:

舒适地坐在有阳光的户外,微闭双眼,放松眼皮。缓慢深呼吸,放松全身肌肉,尽情享受阳光的抚摸。

按照上、下、左、右、顺时针、逆时针的顺序缓慢轻松地反复转动头部。

继续放松眼部肌肉和全身肌肉。

想象自己正在清晰且轻松地注视远方的某个目标,随后变换不同的方向和距离来注视不同的物体。再想象自己正在旅行,能用双眼清晰地欣赏沿途远近不同的景色,体验这种清晰而又轻松的感觉。

缓缓睁开眼睛,站起来活动身体,放松全身肌肉。

进行缓慢深呼吸,若干次后轻松地眨眨眼。

用双手轻轻按摩脸颊、眼部、颈部和双肩,改善微循环,放松整个身心。

晶状体运动操："近用"与"远眺"相结合

晶状体有什么作用

晶状体是眼球屈光系统的重要组成部分，形状和作用与凸透镜相似，能把远近物体的形象清晰地呈现在视网膜上。晶状体也是唯一具有调节能力的屈光间质，其调节能力随着年龄的增长而逐渐降低。在青少年时期发生的屈光不正是由于晶状体调节能力变弱而导致的视力问题。

晶状体运动操的操作方法

学习时采取"近用"与"远眺"相结合的方式，让晶状体"运动"起来，改善调节功能、消除过度疲劳，这就叫晶状体运动操。

晶状体运动操有如下 3 种。

1. 学习一会儿，近看 1~2 分钟，远看 1~2 分钟，反复几次。

2. 学习 20 分钟后休息几分钟，让眼睛分别凝视 0.5 米、2 米、4 米、5 米以外的目标。

3. 每天对 5 米外的远处眺望 10 分钟以上，每日 3~4 次。

注意：周围环境如果没有吸引视觉聚焦的目标存在，就成了空虚视野，起不到放松的效果。所以，做晶状体运动操的时候要寻找远处的某个建筑、树木等作为注视目标，家长要鼓励孩子尽量望向远处的目标。

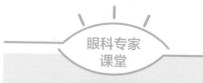

眼科专家课堂

坚持远眺，对预防近视有什么帮助？

眼睛在望向远处时，睫状肌处于放松状态，不需要调节。让孩子每天在读书写字、玩电子产品之后，到窗口远眺 10 分钟，对治疗假性近视、预防近视的发生及加重都有一定的效果。

孩子近视了，如何科学配镜

眼镜有许多种，哪些才是孩子的首选

给孩子挑选眼镜，不能只从喜好出发，还包含很多学问。

🌙 镜框要轻便、安全

镜框太小会在面部造成局部压迫，产生不适感；镜框太大会使镜片也相应变大，眼镜整体重量加重，影响视力和视野。由于儿童视力还处在发育期，而且活泼好动，因此选眼镜时要考虑孩子的脸型和双眼位置，使孩子在活动时也戴得稳，从而减少发生斜视的风险。建议儿童的镜框选用轻便、防过敏的材料。

🌙 眼镜腿和鼻托也大有讲究

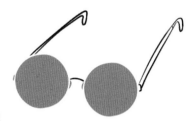

鼻托

大多数孩子的鼻梁较低，如果鼻托较低，镜片容易靠近眼球甚至碰到睫毛，造成孩子眼部不适。所以，给孩子配镜最好选择鼻托高或者鼻托可调的眼镜，材质上选择软性硅胶或U形鼻托，佩戴更舒适。

眼镜腿

合适的眼镜腿能确保眼镜保持在正确的位置上，使孩子有一个清晰稳定的视野，同时还能延长眼镜的使用寿命。最好选择带有防滑功能且防过敏的眼镜腿。

成人配镜和儿童配镜有什么区别

儿童验光配镜和成人验光配镜，完全不是一回事。

🌰 儿童的眼睛并不是缩小版的成人眼睛

儿童眼睛的组织结构尚未发育成熟。对于还处在发育中、没有定型的眼睛，合适的眼镜能更好地支持眼睛发育，反之则会损伤眼睛。打个比方，成人的眼睛就像是牛肉干，已经定型，孩子的眼睛是"鲜牛肉"，有一定可塑性，其结构和成人的不完全一样。儿童的眼睛并不是缩小版的成人眼睛。

因此，儿童眼镜和成人眼镜的验配原则也不一样。因为成年人眼睛已经发育成型，验光配镜可以根据工作需要灵活掌握，比如矫正到 4.9 或者 5.2 都可以。经常看书、使用电脑的人，可以配一副看近处清楚的眼镜；如果是专职司机，需要配看远处清楚的眼镜。

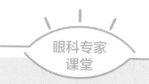

眼科专家
课堂

孩子戴太阳镜好吗？

晶状体是视网膜的天然屏障，能够过滤掉部分紫外线。眼睛过多曝露在紫外线下会增加患白内障、视网膜病变等眼病的风险。一般在城市中生活时，紫外线强度不高，不需佩戴太阳镜，但如果儿童在阳光下曝露的时间过长，尤其在海边或雪地中时，应该佩戴能过滤紫外线的太阳镜。在选购太阳镜时要认清正规的品牌，选择带有 UV400 或者 UV100% 的偏光太阳镜，既能阻隔有害光线又不影响可视光的透过，才能起到保护眼睛的作用。

● 儿童验光配镜的最佳矫正视力是多少

根据配镜原则，近视儿童配镜时应符合最低度数最佳视力进行配镜，5岁以上儿童正常视力标准为5.0。近视儿童如果故意欠矫，比如通过降低度数把矫正视力降为4.8，这样孩子看远时仍需要动用眼肌调节，容易加速近视的进展；如果故意过矫，比如增加眼镜度数，将矫正视力配到5.2，会增加孩子眼睛的负担，容易引起视疲劳等。

所以，希望各位家长不要纠结，请根据医生的建议，正确科学地为孩子配眼镜。

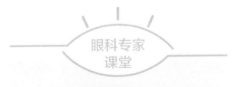

眼科专家课堂

眼镜配好了，长期戴还是上课戴？

家长给孩子配完眼镜后，大多会有疑问，眼镜是应该总戴着，还是只在上课时戴呢？眼镜长期佩戴是没有任何问题的，相比于近视了却不戴眼镜，总是"雾里看花"，戴眼镜对控制近视更有好处。

为什么儿童配镜不能"立等可取"

给孩子配镜前需要到医院筛查造成视物模糊的相关眼疾，再进行科学的验光、配镜和治疗。

● 散瞳验光与电脑验光的区别

这两种验光方法的原理有很大不同。眼镜店通常使用电脑验光仪的检测结果作为配镜依据，但孩子眼睛调节系统的特点是调节力强，调节随时会发生变化。所以，孩子的眼睛会"欺骗"电脑验光仪和验光师，结果不够准确。医院常用散瞳验光，原理是通过使用散瞳剂，让孩子过强的调焦系统失灵，验出真实的屈光度数。

眼镜店"立等可取"的配镜不可取

发现孩子视力下降后，家长焦急的心情是可以理解的，但不能因此就立即带孩子到眼镜店进行电脑验光配眼镜，应先到专业眼科医院进行检查，排查眼部疾病，通过散瞳验光排除假性近视后再配镜，使验光度数更加准确。如果误给假性近视的孩子佩戴近视眼镜，会增加孩子眼睛的负担，甚至延误其他眼疾的治疗，造成不可挽回的后果。

 典型案例

眼镜店配镜更简单？家长别偷懒，专业检查不能少

阳阳今年 10 岁，父母常年不在家。因为视力下降，爷爷带她在眼镜店通过电脑验光，配了一副 250 度的近视眼镜。然而，阳阳戴上眼镜后，总感觉非常不舒服。眼镜店主认为，这是刚开始戴镜不适应，适应之后就好了。一段时间后，阳阳因为一直无法适应这副新眼镜，便不再佩戴了。但因为看不清黑板上的字，成绩一落千丈。阳阳的爸爸得知后，带她到医院进行专业检查。经过散瞳验光后得知，阳阳其实只有 125 度近视，幸亏阳阳"不适应"，才没有造成严重的后果。医生重新为阳阳验配了眼镜，阳阳的世界又变得清晰了。

孩子不喜欢戴框架眼镜，戴隐形眼镜可以吗

孩子的眼睛处于发育时期，框架眼镜是近视儿童的首选。但若条件允许，部分儿童也可以佩戴硬性隐形眼镜。

认识硬性隐形眼镜

很多人不知道，隐形眼镜也叫"角膜接触镜"，按材质可分为硬性和软性两种。我们日常说的隐形眼镜，一般指软性隐形眼镜。而硬性透氧性隐形眼镜（RGP）、数字化角膜塑形镜（MCT）、传统角膜塑形镜（OK 镜）则属于硬性隐形眼镜。

硬性透氧性隐形眼镜（RGP）

RGP 又称"会呼吸的隐形眼镜"，它的高透氧性是一般软性隐形眼镜比不上的。与软性隐形眼镜相比，RGP 具有良好的湿润性和抗沉淀性，对角膜的损伤更小。对于圆锥角膜和高度散光这两种情况，RGP 的矫正效果会优于框架眼镜和普通软性隐形眼镜。

夜戴型角膜塑形镜（MCT、OK 镜）

数字化角膜塑形镜（MCT）、传统角膜塑形镜（OK 镜）通过对孩子角膜的塑形，形成一定的角膜曲度，从而有效阻止近视的发展，被誉为"睡觉就能控制和矫治近视的技术"。最重要的是，它能解决孩子视网膜周边离焦的问题，有效地控制眼轴增长，这是框架眼镜和软性隐形眼镜无法实现的。角膜塑形镜最突出的优点是夜间佩戴 8 小时，白天不需要佩戴任何眼镜，视力即可达 5.0，在控制近视度数加深的同时，让孩子摆脱眼镜的束缚，减少因佩戴眼镜带来的不便。

◑ 儿童不建议佩戴软性隐形眼镜

角膜没有血管，角膜上皮细胞的氧气来自泪膜，空气中的氧气需要与泪液结合才能传递给角膜。因此，长时间佩戴软性隐形眼镜会造成角膜缺氧，上皮细胞缺失，可能引起视力下降。

另外，市面上部分软性隐形眼镜使用的材料透氧性不佳，长期缺氧会造成眼睛充血、红肿等。孩子的眼睛还在发育，角膜组织比较柔弱，长期佩戴软性隐形眼镜，可能出现视疲劳，产生异物感、干涩感、视物模糊、红痒等，还容易造成角膜知觉减退，角膜上皮增厚，严重的会产生角膜新生血管，影响视力，甚至导致失明。

孩子配完眼镜，就一劳永逸了吗

孩子正处在生长发育阶段，用眼强度也比较大，眼睛的屈光度数每年都会发生变化，家长要带孩子定期复查重新验配合适的眼镜。

定期复查，及时了解视力情况

学龄期儿童身体发育很快，也是近视发生和增长最快的时期。如果孩子在 10 岁之前患上近视，在青春期近视得不到有效控制，那么在成年前，极可能发展成为高度近视。高度近视患者可能出现各种并发症，如白内障、青光眼、视网膜裂孔、黄斑出血等。所以，建议家长一定要定期带孩子去正规的眼科医院进行验光检查，为孩子及时验配合适的眼镜。检查频率为每 3~6 个月一次，也就是每个学期或寒暑假复查一次。

如果检查发现度数增长了，应该及时更换眼镜，以免近视度数进一步加深；如果孩子近视度数增长较快，需要找到适合的方法（角膜塑形镜、低浓度阿托品滴眼液等）控制近视的发展，以免发展为高度近视；如果发现孩子

典型案例

配完眼镜就不用管了？定期复查可有效干预近视发展

8 岁的佳佳一年前配了近视眼镜。一年后复查发现，左眼近视度数增长 25 度，而右眼近视度数却增长了 75 度。双眼使用相同的镜片，为什么近视防控效果会差别那么大？检查眼镜后发现，右眼的镜片磨损非常严重，致使视物模糊不清。但由于佳佳左眼视力变化不大，上课不受影响，家长也没有在意。重新更换眼镜 3 个月后，佳佳右眼的近视度数没有明显变化。试想，如果佳佳能够每 3~6 个月按时复查，及早发现右眼镜片磨损并更换镜片，右眼的近视度数也不会增长得如此迅速。复查可以帮助家长了解孩子的用眼习惯、戴镜习惯，延缓近视度数的发展。

已经发展为高度近视，最好定期到医院进行眼底检查，发现异常要及时对症处理。

眼镜是易耗品，需及时更新

眼镜使用一段时间后，镜片会发生磨损，镜框、鼻托、眼镜腿等也有可能受损，这些情况都会影响视物，使眼部肌肉紧张，处于疲劳状态，严重者会影响视力。此外，瞳距是验配眼镜时的重要数据之一，孩子身体在生长，瞳距也会发生变化，需要及时更换适合的眼镜。

孩子第一次配镜头晕，是不是度数配高了

孩子刚开始戴眼镜，需要一个适应阶段。但如果配镜度数太高或者过低，都会影响孩子眼睛的正常发育，应当尽量避免。

近视过矫有什么危害

一副合适的近视眼镜可以将落在视网膜前面的物像恰好后移到视网膜上，这样才能矫正近视和提高视力。然而过矫（佩戴比实际度数高的眼镜）则把落在视网膜上的物像后移到视网膜的后面，造成人为的远视状态，这时视网膜上的成像是模糊的，眼睛需要通过自我调节使物像恢复清晰。这种长时间的过度调节会使眼睛感到疲劳、酸困等，甚至导致头胀、头痛，少数人还会出现注意力不集中、记忆力下降、失眠等全身症状，久而久之，近视度数也会增加。不少孩子由于配镜度数不恰当，导致学习成绩下降。因此过矫的近视镜被称为"有毒的眼镜"。

孩子刚戴眼镜头晕明显怎么办

孩子刚开始戴镜时，眼镜度数要配足，出现头晕的现象也很正常，孩子的适应能力普遍较强，一般一至两周即可适应。如果头晕症状很明显，验光师会根据情况适当降低度数，帮助孩子适应。家长要注意的是，如果孩子戴足矫的近视眼镜头晕，可暂时低矫（戴镜视力低于4.9），待孩子适应后（一般2~3个月），要及时带孩子重新验光，再配一副足矫的眼镜，以免因欠矫而对眼睛屈光度和眼位产生不良影响。

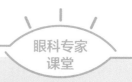

眼科专家课堂

近视眼镜度数可以配低一点吗？

近视欠矫是指佩戴比真实度数低的眼镜，使矫正视力低于正常视力（戴镜视力低于5.0）。儿童的双眼视功能尚不稳定，若佩戴欠矫的近视眼镜，孩子的眼睛得不到清晰的视觉刺激，易引起双眼视功能发育异常。而且，低矫的眼镜会让眼睛因为看不清楚而加强调节，久之更容易引起视疲劳，导致近视度数进一步增长，视力进一步下降。

防蓝光眼镜的正确佩戴方式，家长要了解

很多家长都给孩子买防蓝光眼镜预防近视，防蓝光眼镜真的是"护眼神器"吗？

让孩子戴上防蓝光眼镜看手机，就万无一失了吗

我们所看到的自然光线（白光）分别由红、橙、黄、绿、蓝、靛、紫组成，蓝色属于色彩中不能再分解的三种基本颜色之一，对于电子屏幕的显示非常重要。手机等具备电子屏幕的产品，其光源中所含蓝光成分较多，其中波长为400~450纳米的蓝光为高能短波蓝光，其波长较短、穿透性较强，

可以直接穿透人眼的正常组织到达视网膜，容易对视网膜的色素上皮细胞和感光细胞造成损伤。

防蓝光眼镜可以将有害的高能短波蓝光尽可能过滤掉，将其他波段的蓝光保留下来，以保证在维持正常色彩的情况下，把蓝光对人眼的损害降到最低。故所谓的防蓝光，其实是防高能短波蓝光。蓝光不但存在于电脑、手机等电子产品中，更多存在于自然阳光中。自然阳光中的蓝光比电子产品发出的蓝光强几百倍，如果不是每天 8 小时以上盯着电脑、手机，是不必戴防蓝光眼镜的。

此外，波长 480~500 纳米的"安全蓝光"会抑制褪黑素的分泌，褪黑素是影响睡眠的一种重要激素，人的情绪、记忆力等也都与之相关。过度看手机会因干扰褪黑素的正常分泌而破坏孩子的正常生物节律，从而影响孩子的健康。所以，即使佩戴了合格的防蓝光眼镜，也并不是万无一失，可以无节制地看电子产品。

防蓝光眼镜能预防近视吗

目前尚无直接证据表明，防蓝光眼镜能够减缓近视的发展。长时间观看电脑、电视、手机会造成视力下降，是由于长时间注视近距离物体，屈光系

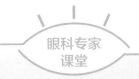

眼科专家
课堂

哪些人建议佩戴防蓝光眼镜？

1. 患有干眼症的屏幕工作者：阻隔短波蓝光可以改善干眼症患者泪膜的稳定性，减轻视疲劳。
2. 已有黄斑变性的人群：短波蓝光对已有眼底病变的人群穿透力会比正常人更强，佩戴防蓝光眼镜有一定的作用。
3. 从事特殊工作的人群：如烧制玻璃、使用电焊的工人等，这些人群可能会接触到大量蓝光的照射，需要更专业的防护眼镜保护视网膜。

统或眼轴产生变化，从而影响视力。因此，佩戴防蓝光眼镜不能减缓近视进程。而且防蓝光眼镜的底色偏黄，可能会影响儿童的视觉发育。

OK 镜改善近视，作用究竟大不大

OK 镜是一种特殊的夜间佩戴的硬性隐形眼镜，戴 OK 镜是目前世界公认的对控制发展期儿童近视十分有效的方法。

● OK 镜能在睡梦中防控近视

OK 镜通过对镜片进行逆几何设计改变患者的角膜形态，使得白天不用戴眼镜也能看得清楚。戴 OK 镜还可以延缓近视的快速发展，控制眼轴增长。作为一种硬性透气性角膜接触镜，OK 镜一般为夜戴型，在睡觉时佩戴 8~10 小时，早晨起床后摘下，就可以拥有一整天清晰的裸眼视力。

● OK 镜控制近视的效果如何

OK 镜通过物理原理暂时重塑角膜表面形状，使得光线进入眼内成像在视网膜之前（近视性离焦），眼睛就获得了一个"眼轴不去增长"的信号，延缓近视的发展。长期戴 OK 镜可以延缓 40%~70% 的近视进展，即原本一年要增长 100 度的近视，戴 OK 镜后可能只会增加 30 度。OK 镜控制近视的效果是世界公认的。

近视患者通过夜间正确佩戴 OK 镜，原理上可以实现次日白天摘镜。但如果近视度数比较高，不能完全通过塑形矫正视力，白天仍需佩戴框架眼镜。

给孩子配 OK 镜，你真的准备好了吗

角膜塑形镜不是万能药方，绝不是对所有人都适用，它有着严格的适应证。OK 镜需要单人单配，量眼定制，佩戴后要按医嘱定期复查，保持良好的卫生习惯。能否佩戴 OK 镜，需要经过专业医生的严格把关。

虽然 OK 镜确实能延缓近视的快速发展，但摘戴的程序相对复杂，清洗过程对卫生条件的要求也比较高。对于年龄较小、配合度比较差或近视度数不高且增长不快的儿童，不推荐佩戴。对于已经佩戴角膜塑形镜的儿童，护理是非常重要的，必须保证尽可能无菌操作。

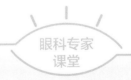

眼科专家
课堂

OK 镜与框架眼镜有哪些区别？

框架眼镜大都是以默认眼球朝正前方、视线通过镜片的光学中心为基准进行设计的。佩戴过程中，当眼球转向其他方向时，视线就难以通过眼镜的光学中心，无法在视网膜上呈现清晰的影像，因而会影响近视矫正和控制的效果。

与传统框架眼镜相比，OK 镜直接贴附在眼球表面（角膜），对其进行整体塑形，使得经过角膜中央的光线能够会聚在视网膜上形成清晰的影像。经过角膜中周部的光线能够会聚在视网膜周边的前端，而视网膜是追像生长的，这就产生一个信号，告诉视网膜慢一点生长，从而控制眼轴的快速增长。

改善孩子近视的有效方法

让近视的孩子放松心情

近视对心理健康的影响不容小觑，近视的孩子更要放松心情。

● 好心情可以带来好视力

还没有完全从"鸡娃"漩涡里挣扎出来的家长们，又开始了新一轮保卫孩子视力的"抗争"。当孩子近视后，有的家长将所有过错都归咎于孩子，不停地责备和抱怨；有的家长认为是自己高度近视才导致孩子先天性近视而自责；有的家长因为错过了孩子近视的最佳防控时间而忧虑不已……家长的担心和责备，让孩子觉得戴眼镜是不好的行为。殊不知，孩子因近视而产生的心神不宁、高度紧张、敏感自卑等心理问题也在加速近视的发展。家长应重视儿童眼睛健康与心理健康的协同关系，及时疏导孩子的情绪。

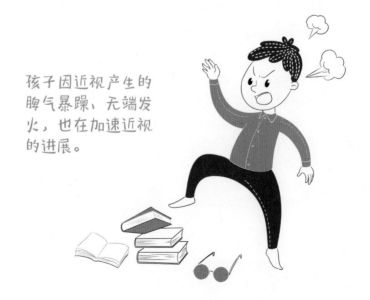

孩子因近视产生的脾气暴躁、无端发火，也在加速近视的进展。

如果孩子在日常生活中出现情绪不稳定、走路含胸驼背、拒绝戴眼镜等情况，切忌急于指责，而要耐心沟通，及时疏导。家长可以与孩子一起了解近视的原理，正确认识戴镜行为，关心、鼓励并赞许视力异常孩子的主动戴镜行为，消除孩子对近视以及戴眼镜的抗拒心理。

别让家长的忽视使孩子"看不见"

视力会受到心理状态的影响，有心理问题或者感到被忽视的孩子可能通过"看不见"来引起家长的重视。在孩子的成长过程中，不同年龄段有着不同的心理需求，如果家长不了解孩子的心理需要和发展规律，很容易因忽视而使孩子产生心理问题。因此，家长要多留意孩子的异常表现，面对孩子的心理需求应及时予以回应，做好倾听的准备，给孩子足够的关爱和尊重，告诉他无论有什么困难和迷茫都可以告诉家长，以便更好地从根源解决问题。

 典型案例

孩子看不清，有可能是心理因素造成的

可可刚上一年级，最近总说看不清黑板上的字。经过散瞳验光后，发现可可双眼确实有100度左右的近视，可戴上眼镜后还说看不清，多次检查视力也不稳定，一会儿看得清一会儿又看不清。于是，医生又给可可安排了视神经、磁共振、CT等检查，但都没有发现异常。那到底是什么原因导致可可看不清呢？经过医生的细心询问，不爱说话的可可流露出希望得到爸爸妈妈关爱的想法，因为爸爸妈妈更关心刚出生的小妹妹。医生与家长进行沟通，家长表示最近一段时间确实对可可关心不够，一定会及时弥补对可可造成的影响。再次复查时，医生欣慰地发现可可明显活泼热情了许多，戴镜视力也正常了。

矫正孩子近视也有黄金期

了解视力发育和视力矫正的黄金期，让孩子在光明的道路上更轻松。

抓住 2 个视力发育黄金期

第一黄金期：3~6 岁

这个阶段孩子的视觉系统逐渐趋于成熟，视力发育较快。此时孩子的眼睛处于远视阶段，如果给予长时间近距离的刺激，如看电视、玩电子游戏、看书、识字等，必然会加快眼轴增长的速度而导致近视。这个阶段尽量不要让孩子过多读书、写字、玩电子游戏，而应多参加户外活动如打球、跑步等，接受自然光照也可以有效预防近视。

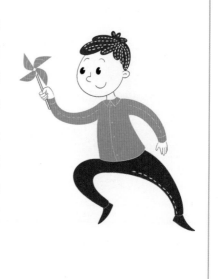

第二黄金期：12~15 岁

长时间近距离刺激会加速视力下降，过重的课业负担、过度用眼会加快眼轴增长，逐渐形成近视。家长需定期为孩子体检，如果出现真性近视，要积极矫正，避免出现近视增长过快的情况。

重视矫正黄金期，矫正近视勿拖延

据统计，80% 高度近视的孩子因为父母的一个“等”字而错失最佳矫正期。在孩子刚刚近视的几年内，屈光度一般不超过 200 度，这个时期是矫正的黄金期。对于孩子的近视，家长总是觉得“不就是近视，没什么大不了的，配副眼镜就好了”。这其实是一个严重误区。为了图省事、省钱，家长做了错误的判断，等到孩子的视力越来越差，度数飞速增长就后悔莫及了。

近视控制没有后悔药，一旦发现孩子近视，必须尽快尽早矫治，减缓近视进展，避免发展为高度近视。

三个阶段三种治疗，及早迎战近视

近视治疗可以分为三个阶段，必要时联合三种治疗方法效果更佳。如果能在不同阶段落实相应的治疗方法，对于大多数人来说，就算无法做到完全不近视，至少能预防高度近视的发生。即使是先天性高度近视或者特殊体质者，通过这些方法仍能大幅度减少对眼睛健康的不良影响。

阶段 1：预防保健期

最晚在 3 岁前，家长就应该带着孩子去医院做检查，及时了解孩子的屈光数据。就目前的科技水平，在 1 岁前就可以得到孩子的屈光度数。如果未来婴幼儿验光筛查的观念得到进一步普及，就能更好地对视力问题实现早发现、早治疗。即使首次筛查的屈光度数正常，在孩子的成长过程中，仍应该每 3~6 个月定期追踪屈光数据的变化，当发现孩子的生理远视在以非正常速度减少时，就要及时纠正孩子错误的用眼习惯，查找生活中可能影响视力的环境因素，必要时在医生指导下采取药物治疗（如低浓度阿托品滴眼液等）。

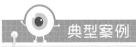
矫正视力要及时，拖延易错过黄金治疗期

小敏今年上二年级，她的爸爸是一名牙医。爸爸带小敏复查视力时询问医生："小敏近视只有100度，视力4.9，如果请老师把小敏的座位往前调，可以不戴眼镜吗？"医生反问小敏的爸爸："当孩子出现几颗龋齿时需要去看医生呢？如果孩子已有3颗龋齿，但暂时还不影响吃东西，是不是就不用治疗呢？"小敏的爸爸这才恍然大悟：原来视力和牙齿一样，只要发现异常，就要及时处理，不能一拖再拖！

阶段2：近视初期

治疗近视宜早不宜迟，一旦确诊为真性近视，应该在早期就积极进行光学矫正，近视度数达到50度就应该开始配镜矫正，可以选择普通眼镜、有控制近视效果的离焦眼镜（功能性眼镜），8岁以上还可以选择角膜塑形镜，每3个月复查监测近视进展，必要时在医生指导下联合使用低浓度阿托品滴眼液治疗，控制眼轴增长，通过科学矫治延缓近视的发展。这就是早期治疗的优势，千万不要错过时机。

阶段3：近视中晚期

因为12岁以下的孩子眼球发育非常快，所以近视加深的速度也相对较快。而12~18岁这个年龄段眼球发育更稳定，近视加深的情况不及12岁前严重。到18岁后，近视再加深的情况就少见了。所以，在孩子12岁前，家长一定要想办法让孩子的真性近视来得晚一些，或者结合多种近视治疗方法让孩子的近视进展得慢一些，才能避免发展成高度近视。

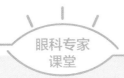

正确佩戴眼镜要注意哪些事情？

1. 每个人的眼镜度数、瞳距、镜腿长度、鼻托高度都不一样，所以不能随便戴他人的框架眼镜。

2. 不能用力扭曲框架眼镜架。单手摘、戴眼镜时，镜架可因受力不均造成变形，所以一定要用双手摘、戴眼镜。经常检查眼镜框上的螺丝，若发现螺丝松动要及时拧紧，以免镜片脱落破碎。

3. 两个镜腿之间的距离、镜腿的弯曲度要合适，佩戴眼镜不能过松或过紧。眼睛必须正对镜片的光学中心，否则会产生三棱镜效应，出现视物变形、头晕目眩、眼睛酸胀、易疲劳等症状，甚至出现斜视。

4. 镜片沾灰或弄脏时，干擦容易磨花镜片，建议用清水或低浓度中性洗涤剂冲洗干净，再用纸巾吸干水分或用专用眼镜布擦干。

5. 放置眼镜时必须将镜片凸面向上。不要放在暖气、火炉等高温物体旁，高温会使眼镜变形并损伤镜片的光学功能。

一旦近视以每年 50~100 度的速度发展，说明近视度数开始恶性攀升，此时就要全力抢救，光学矫正、合适的药物治疗、日常眼部保健都需要全力以赴地做好。预防高度近视可以减少日后并发症对眼睛的伤害。

阿托品对于预防近视加深有什么帮助

阿托品滴眼液具有多种药理作用，在眼科临床应用中主要用于散瞳。低浓度阿托品多年来一直用于近视的控制治疗，其效果已经得到证实。

● 阿托品可作为儿童近视发展的有效干预措施

我们的眼睛除睫状肌外，视网膜和脉络膜上也有丰富的 M 胆碱受体。阿托品属于抗胆碱药，作为 M 受体阻滞剂不仅可以通过麻痹睫状肌使其放松调节，也可以通过拮抗视网膜和脉络膜上的 M 受体，抑制眼球过度生长，从而延缓近视的发展。

研究发现，阿托品对近视发展的控制作用存在剂量依赖效应。一般而言，剂量越大，效果相对越好。但是，高浓度的阿托品会产生持续时间较长的散瞳作用，导致用药后出现畏光、视近物模糊的情况。长时间使用，还可能导致其他不良反应。在国际上，使用阿托品滴眼液控制近视已接近 20 年，并证实 0.01% 的低浓度阿托品对于近视控制的有效率可达30%~50%，还能降低不良反应。国家卫生健康委员会发布的《儿童青少年近视防控适宜技术指南》也指出，低浓度阿托品滴眼液可作为儿童青少年近视发展的有效干预措施。

在此提醒家长，不要看到有效果，就盲目地给孩子"治疗"。使用阿托品一定要进行视功能检查，排除调节不足、药物过敏等情况后，在医生指导下正确使用。

● 低浓度阿托品滴眼液不主张预防性使用

低浓度阿托品的适用对象主要是 6~12 岁的儿童，需每晚睡前滴眼一次。超龄人群以及 4~5 岁幼儿是否可以使用该产品，需要根据临床情况进行分析判断；15 岁以上的青少年近视度数涨幅较慢，可根据情况减少使用或停用。低浓度阿托品对使用人群的近视度数无明确要求，主要根据近视的进展情况来决定，如果患者每年近视进展度数大于 75 度，可以在医生指导下使用。如果使用后出现局部不良反应，或出现过敏、心动过速等情况也不宜再使用，浅前房者特别是闭角型青光眼患者也是禁忌人群。

低浓度阿托品只能作为延缓近视发展的药物，不能用于治疗近视。因此，对于未近视儿童，不主张预防性使用。此外，低浓度阿托品尚未在我国获批上市，目前只是以院内制剂的方式获批使用，需要在有资质的医院挂号后在医生指导下用药。

平衡左右脑游戏：改善视力的第一步

眼睛所见与大脑功能密不可分，视物模糊其实与大脑功能也有关联。如果孩子太过专注地使用一侧大脑，就会影响左右脑的协调性。良好的视力需要平衡运用左右脑。促进双侧大脑的平衡发育，使其达到最佳的生理状态，是提高视力的第一步。

游戏目的　　同时运动右手和左脚或者左手和右脚，可以激活大脑神经系统的发育，将相互协调的信息传送到大脑，刺激左右脑的平衡。孩子经常做这类交叉运动游戏，还可以舒缓压力。

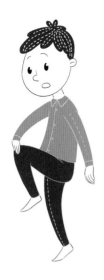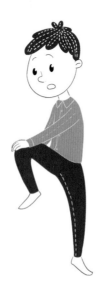

游戏方法

1. 站立提起右膝，以左手掌拍右膝盖。

2. 再提起左膝，以右手掌拍左膝盖，如此交互。

3. 在等车或等人的时候，可以同时运动右手指与左脚趾，然后换左手指与右脚趾。

运动游戏：提高视觉灵敏度

运动游戏可以无意识地扩大眼睛活动范围，对场地和道具的要求不高，玩法也简单，有助于锻炼眼部肌肉，放松睫状肌，从而改善视力。

> **游戏目的**
> 通过用纸杯接线球，让眼球主动追视线球，锻炼眼球的扫视运动能力，还可以促进大脑发育，锻炼手、眼、脑的协同能力。

游戏方法

1. 剪 30 厘米长的塑料绳，用纸板做一个可以放入纸杯的圆筒，接缝处用透明胶带贴上。塑料绳的一端用透明胶带粘在纸杯外侧，另一端和线球相连。

2. 将线球垂直向上往纸杯中投掷或像摆坠似的倾斜地将线球投掷到纸杯中，眼睛追踪线球的运动轨迹。

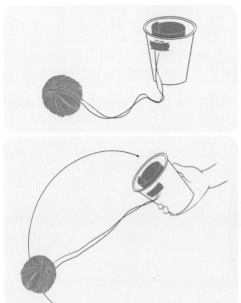

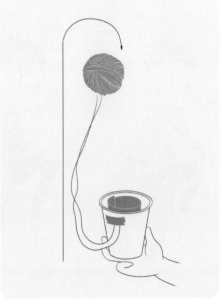

高度近视，
不仅是近视度数深这么简单

高度近视到底可怕在哪里

现在越来越多的孩子出现近视，而且低龄化、高度化明显。高度近视对孩子可能造成身心影响，对高度近视易致的并发症应提高警惕，降低高度近视带来的危害。

◉ 高度近视的不良影响

运动、职业受限	高度近视患者不适合从事近距离、时间长且精细度要求高的职业，如外科医生、雕刻人员等；谨慎选择冲击性强的运动及相关职业，如跳水、跳伞、拳击、足球、篮球、羽毛球等。还应该尽量避免游乐场中较为刺激的游戏，如蹦极、过山车等。
学习效率下降	高度近视的孩子，学习时不易集中注意力，容易精神紧张，影响学习成绩。
消极情绪	高度近视影响生活质量，易使患儿产生抑郁、焦虑等消极情绪。

遗传后代	现代医学已经证明，近视尤其是600度以上的高度近视，其子女的近视易感性高，同样的用眼强度下，更容易发生近视。这样的孩子要定期监测近视的发生和发展。
引起斜视、弱视	近视可引起外斜视或外隐斜。低龄儿童近视可能会引起弱视，需要及时矫治，避免影响儿童视觉正常发育。
影响分娩方式	高度近视患者在分娩前，应该检查眼底，排除影响顺产的因素。即使可以顺产，在生产时也要避免过度用力。

高度近视易引发哪些并发症

高度近视的人群视功能明显受损，矫正视力降低（戴眼镜后视力低于5.0）；由于眼球前后径变长，眼球较突出，眼球后部极度扩张，形成后巩膜葡萄肿；视网膜周边部出现格子样变性、囊样变性；黄斑出血或形成新生血管膜；发生不同程度的眼底改变，如近视弧形斑、豹纹状眼底；与正常人相比，发生视网膜脱离、撕裂、裂孔，黄斑出血、新生血管和开角型青光眼的概率明显增大。

高度近视本身不会导致失明，主要是其并发症会大大增加失明的风险。特别提示，失明标准有两个：一个是矫正视力低于3.7；另一个是视野范围小于5度。

高度近视易引起的并发症主要是视网膜脱落、黄斑病变、青光眼和白内障。这些疾病要尽早发现，尽快治疗。青光眼的视野丢失是不可逆的，尽快治疗可以控制视野不再丢失。

视网膜脱落	黄斑病变	青光眼	白内障
正常的眼球形状像苹果，随着近视不断加重，眼球逐渐向后拉伸，变成提子状。高度近视时，视网膜由致密的结构变成纱网状结构，会渗入一些水分，逐渐使视网膜脱离，营养供应中断，视物功能随之丧失	黄斑含有非常密集的感光细胞，位于视网膜的正中央。高度近视时视网膜变薄，导致脉络膜无法给黄斑区提供营养，缺血缺氧会产生脉络膜新生血管，导致病变	医学还未证实青光眼的发病机制。这种疾病绝大多数有眼压高、眼胀、眼疼的表现，同时视野范围会越来越窄	高度近视人群患白内障的年龄会提前到四五十岁，表现为晶状体混浊，形成雾视

高度近视，会不会遗传给下一代

父母双方或一方是高度近视会增加孩子近视的风险，但不是引起孩子近视的绝对因素。

● 高度近视有遗传倾向

虽说近视有遗传倾向，但遗传方式很复杂，并不是绝对的。我们通常说的高度近视一般是指近视度数在 600 度以上，并伴有视功能障碍、眼轴延长等一些眼部异常表现。父母是高度近视，孩子不一定近视，只是近视的可能性比正常人高：父母双方都是高度近视，孩子大概率会近视；父母即使不近视，孩子靠后天"努力"，也会近视。

总之，高度近视有遗传倾向，但决定孩子近视的因素，主要是后天的用眼习惯以及环境因素。

近视可控不可愈，防控宜早不宜迟

相信每位家长都不希望孩子近视，对于高度近视的父母来说更是如此。成长从来就不是一件容易的事情，保持健康心态，通过学习正确认识近视，积极应对视力问题，才能让自己和孩子向更好的方向发展。

 典型案例

高度近视一定遗传吗？关注用眼习惯终身受益

小文和丈夫小吴都是老师，两个人都患有近视。小文近视 800 多度，小吴近视将近 300 度。他们有一个 6 岁的儿子亮亮，上小学一年级，非常喜欢学习，总是书不离手，也喜欢玩电子产品。基于此，小文平日里一直关注近视防控的宣传，会买相关书籍带亮亮一起学习，在生活中指导亮亮培养正确的用眼习惯，为亮亮建立视力屈光档案，每天保证亮亮有充足的户外活动时间，创造良好的护眼家庭环境。亮亮的视力一直都不错，眼轴也在正常范围。

即使亮亮现在不近视，不代表未来不会近视。养成良好的用眼习惯，身体力行地落实护眼原则，有助于延缓近视、预防高度近视。

眼科专家
课堂

家长是高度近视，有办法干预孩子视力吗？

高度近视可能会遗传，家长就只能眼睁睁地看着自己的孩子戴上厚厚的眼镜吗？

当然不是。只要家长定期带孩子去医院视光门诊，跟进孩子视力的变化，医生会根据孩子视力的发展情况，给出专业的意见和科学的方法，使孩子不近视或者维持低度近视。

高度近视的科学治疗方案

近视可控但不可治愈。对于高度近视人群，除了科学配镜之外，一定要做好定期复查与日常保护。

● 防治结合应对高度近视

及时去正规医院眼科就诊，确定是否患有高度近视。一旦确诊，还要排查高度近视相关的并发症。

即使尚未出现并发症，也要定期复查屈光度数、眼底、眼压等，并建立眼健康档案，为后期及时发现异常做准备。对已经出现的并发症务必及时治疗，否则有致盲的危险。

此外，需要特别提醒的是：有些高度近视患者做了近视激光矫正手术或人工晶体植入手术，虽然摘镜了，但视网膜仍然保持着术前的状态，仍旧容易发生眼底病变，所以同样需要定期复查眼底。

● 近视手术可帮助摘镜

高度近视的儿童可以等到 18 岁成年后采取激光手术、晶体手术等手段摘镜，同时定期检测周边视网膜的变性或裂孔等，减少病变概率。激光手术目前已经相当安全和成熟，在我国应用非常广泛。对于近视度数超过 1000度、角膜偏薄的患者，可以采用 ICL 晶体植入手术，该技术的安全性和预测性都较好，术后视力一般能恢复到 5.0 左右，摆脱眼镜的困扰。需要注意的是，近视手术只是对近视的一种矫正而非治愈，近视的眼球改变仍然存在，所以在手术后依然要注意用眼卫生、定期进行眼科检查，避免近视继续发展。

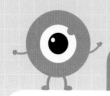

专题 攻破那些关于近视的谣言

谣言1 看书灯光越亮越好，亮一点省眼睛

辟谣：在使用台灯时，如果光线过亮，我们会觉得"刺眼"，这就是医学上说的"眩光"，需要避免。其实，所有台灯都避免不了眩光。需要注意的是：在设定台灯放置高度的时候，不要让眼睛直视灯泡或灯管。即在低头看书时，灯泡或灯管不要出现在视线范围内，可以放置得高一些，这样能够避免眩光和灯管发出的紫外线对眼睛造成伤害。

谣言2 戴眼镜，眼球会突出，影响颜值

辟谣：经常看到这样的说法，戴眼镜会让眼球突出，从而影响颜值，这也是许多孩子不肯戴眼镜，或家长不愿给孩子戴眼镜的原因。从专业角度来说，眼球突出，是近视本身造成的，和戴眼镜无关。眼球由于近视而变长、变大，眼眶却没有发生相应的增长和改变，眼球就会显得突出。所以，不及时给孩子配眼镜，只会让孩子近视的度数不断加深，导致眼球更加突出。

谣言3 年纪小的孩子一般是假性近视

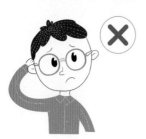

辟谣：假性近视是因睫状肌的持续收缩痉挛、晶状体厚度增加而产生，表现为视物模糊不清，高发于儿童和青少年。和真性近视不同，假性近视眼轴长度和屈光力都在正常范围内。一般而言，并不是年纪小的孩子就一定是假性近视，需要去医院做散瞳验光检查来确诊。如果是真性近视，需要佩戴合适的眼镜；如果是假性近视，正确地用眼和休息即可。

PART 5

散光、弱视、远视、斜视，同样不能忽视

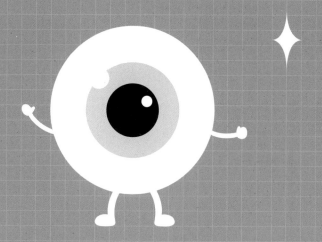

散光不可轻视，需格外小心

散光是什么

当孩子看到的物体出现重影时，大概率是散光引起的。

● 眼睛光学系统不够"完美"就会引起散光

什么是"完美"的眼睛光学系统呢？理想的眼球应该是正圆球体，这样能保证各个方向的光线折射一致，让聚焦到视网膜上的光线清晰成像。但是人眼很难达到这个水平。大多数人的眼睛或多或少存在瑕疵，这些瑕疵都可能让光线无法聚焦在视网膜上，因此看近、看远都是模糊的。

● 儿童散光多是天生的

散光是一种普遍存在的屈光不正现象，主要由先天发育不良引起，少数由后天眼病导致。儿童散光多是天生的，和使用电子产品、照明不足、用眼不当等关系并不大，角膜的散光度数不会因为用眼习惯、后天生活环境而改变，所以无法预防，只能确诊后找眼科医生做相应的治疗。如果散光进行性加重，要及时就诊以排除一些特殊情况。另外，长期频繁揉眼睛可能会导致散光加深，也会增加眼睛感染的风险。总之，散光并不可怕，家长不必过于焦虑。

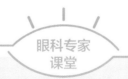

有办法减少散光吗？

通常情况下，散光度数不会自动减少。0~3 岁的孩子，由于眼球还在快速发育中，散光有可能会自然减少；4 岁以上的孩子，散光可能会有 25~50 度的波动，但通常比较稳定。如果孩子有近视，一定范围内的散光可以通过角膜塑形镜矫正。其他情况，基本无法干预，除非手术。待眼球发育稳定后，一定范围内的散光可以通过屈光手术矫正。此外，增加户外活动并不会改善散光状态，更没有任何"补品"或"保健品"能干预散光。

散光有哪些类型

在医学上，散光主要分为规则性散光和不规则性散光两种类型。大部分孩子的散光都是规则性散光，只有极小部分孩子是不规则性散光。

规则性散光

一般情况下，我们平时所说的散光指的就是规则性散光。这一类散光大部分是先天性的，主要由角膜异常引起。散光度数一般变化不大，光学矫正后视力表现正常，跟普通近视没有明显的区别。规则性轻度散光一般不影响视力，但可能产生视疲劳等。大部分儿童散光小于 100 度，属于生理性散光，不用过度担心。如果散光影响视力，可以根据实际情况通过眼镜或者 OK 镜进行矫正。

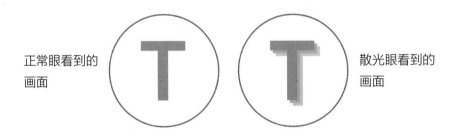

正常眼看到的画面　　　散光眼看到的画面

需要提醒的是，家长要注意区分散光与近视：近视是看近物清楚而看远处不清楚；而散光看物体的边缘是虚化的，严重的散光甚至会出现重影，无论距离远近都很难看清楚。散光本身可以发展为近视，近视合并散光又会促进近视发展。不论散光还是近视，都会对视力造成一定影响，需要及时进行针对性治疗。至于散光和近视哪个对视力的影响更大，这就要看两者的度数大小了。如果散光的度数大，则散光对视力造成的影响更大，反之亦然。

● 不规则性散光

由眼部疾病（包括角膜炎、角膜溃疡、圆锥角膜、角膜瘢痕等）造成角膜表面凹凸不平从而使各经线或同一经线上屈光力不一致而产生的散光，称不规则性散光。这种散光比较少见，通过戴 RGP 进行矫正是较好的选择。

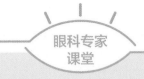

眼科专家课堂

佩戴散光眼镜能治好散光吗？

佩戴散光眼镜并不能治好散光，也不会增加或减少散光的度数，散光是天生的，无论戴镜与否，散光度数都是相对稳定的。

散光会导致视物模糊、有重影。人们接收的信息 80% 来源于视觉，如果视物不清，对学习和生活会造成很大影响。戴眼镜的作用是让孩子看得清楚，使光线能够聚焦在视网膜上，刺激视细胞进一步发育，避免出现弱视。

孩子散光如何判断

家长可以用简易的散光自测法，判断孩子是否有散光。一旦发现孩子视力异常，一定要及时就医，排查相关视力问题。

简易散光自测法

将散光盘视标固定在距离眼睛 2.5 米远的地方，遮盖一眼后注视视标，观察视标里的所有线条特征，如哪条线的颜色更深、哪条线更粗。如果发现某一条线或某一个方向的几条线颜色比较深，说明被检眼可能有散光，所见颜色最深的线条对应的数字乘以 30，就是散光轴向。

例如，孩子看到散光盘线条 3 和线条 4 之间的线条颜色最深最粗，那么散光轴向就是 3.5×30=105，但是散光的准确度数还要做进一步检查才能确定。通过这个方法，家长可以对孩子是否有散光进行初步判断。

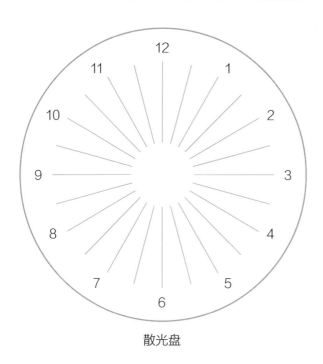

散光盘

注：散光盘测试仅为初步评测（高度近视、高度远视的散光情况较难测出）。如需进一步了解眼睛各项参数，建议到正规医疗机构进行全面的科学验光检查。

散光有哪些表现

散光会引起视物重影、视疲劳等，若孩子有以下表现，应及时就医。

1 时常眯眼看东西

高度散光的患者为了看清远处目标，常常喜欢眯眼、皱眉头，或者自我牵拉眼皮，以达到针孔镜片和裂隙镜片作用，短暂地提高视力。通过针孔或裂隙看东西，可以减少散光对视力的影响。

2 不正常的头位和眼位

双眼都有散光者，如果度数或者轴向不对称，为了看得更清楚，会采取倾斜头位而导致侧视、转头、斜颈等，散光矫正后可以恢复。

3 视疲劳

由于散光会形成双焦点，视物模糊需要不断用眼部肌肉进行精细调节，加上视物发生扭曲，所以散光，特别是合并有远视的散光患者，容易发生视疲劳、视物重影、近距离工作不能持久等。高度散光因为视力很差，且不能通过自我调节提高视力，主要表现为视力严重障碍，视疲劳症状反而不明显。

4 视力减退

散光患者看远看近都不清楚，似有重影或变形，其程度因散光性质、屈光度高低及散光轴向等因素有较大差异。属于生理范围的散光通常对远近视力无任何影响。高度散光多因合并弱视或其他异常，视力减退明显，难以获得良好的矫正视力。

孩子散光，家长要注意什么

散光的治疗，主要依据视力的好坏与视疲劳的轻重而定。儿童治疗散光的方法是佩戴眼镜，成年以后还可以选择做角膜激光手术。

☽ 散光儿童日常生活的注意事项

有散光的孩子，由于视力下降，视物时会出现物像边缘发虚、不清晰、复视等情况，日常学习生活要做好以下几点。

1　阅读时充足的光线最好来自左前方；读写姿势要正确，不要歪头斜眼；连续阅读用眼每 20 分钟需要休息；选择的读物字迹要清晰，不可太小；不要在摇晃的车上看书，也不要躺着或者走路时看书。

2　营养要均衡，多选择玉米、西蓝花、蓝莓、猕猴桃等新鲜蔬果以及优质蛋白质食物如深海鱼、鸡蛋、瘦畜禽肉等。

3　保证充足的户外活动时间，锻炼身体的同时还有助于保护视力。

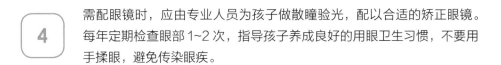

4　需配眼镜时，应由专业人员为孩子做散瞳验光，配以合适的矫正眼镜。每年定期检查眼部 1~2 次，指导孩子养成良好的用眼卫生习惯，不要用手揉眼，避免传染眼疾。

☽ 散光的治疗

对学龄前就患有高度散光的儿童来说，尽早矫正特别重要。尤其是散光度数高，或双眼散光度数差别大时，非常容易导致弱视。高度散光如果矫正不当或不戴眼镜还容易引起头痛、视疲劳的症状。散光的治疗包括佩戴矫正眼镜和成人激光手术。

眼镜矫正

与矫正近视、远视的原理相同，散光也可以通过佩戴框架眼镜让光线聚焦到视网膜上，在视网膜上形成清晰的图像。

当然，隐形眼镜也是一种选择。除了我们比较熟悉的软性隐形眼镜，还有硬性隐形眼镜如 RGP、OK 镜，可用于散光矫正。

OK 镜与框架眼镜、软性隐形眼镜不同的是，它并没有度数，而是通过夜间睡眠时佩戴来改变角膜曲度，达到次日无须戴镜也能拥有清晰视力的效果。但是，OK 镜对角膜弧度的改变只是暂时的，一旦停止佩戴，角膜又会逐渐反弹到原来的状态。所以，OK 镜只能暂时矫正散光，无法根治。

 典型案例

出现散光怎么办？合理的矫正方式很重要

5 岁的果果在幼儿园体检时查出散光，妈妈带他去医院检查后确诊，散光超过 150 度，配了散光眼镜。果果有段时间看电脑和电视比较多，再次复查还是有散光，而且有近视的趋势。果果妈妈很着急，询问医生该怎么办。医生告诉果果妈妈，孩子正在视力发育期，要保证全天佩戴眼镜，促进视网膜发育。同时要多去户外活动，少看电子产品，预防近视。

激光手术

目前常用于矫正近视的激光手术也可用于矫正 600 度以内的散光，但无论矫正近视、远视还是散光，都只适用于 18 岁以上的成人，对儿童并不推荐。

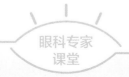

散光的最佳矫正时机是什么时候？

幼儿散光需要在 6 岁之前及时矫正，如果散光度数比较高，造成了弱视，要及时矫治，并进行弱视训练，在视觉发育期内完成弱视的治疗。

高度散光导致的视物模糊会造成大脑视力的不正常发育，从而引发弱视。矫正散光所致的弱视是有时效性的，因为视力发育在 6 岁以后基本就停止了，超过 6 岁矫正弱视的难度会大大增加，因此，治疗弱视最好在 6 岁以前。

◌ 不是所有的散光都需要戴眼镜

很多家长拿着孩子散光的度数问医生需不需要配眼镜，可实际上光看度数还不够。

眼科医生会通过一系列检查来确定孩子是否患有散光，以及散光的度数。然后根据具体情况建议患者采用哪种方式矫正视力。对于婴幼儿，需要根据年龄、散光度数、双眼差异以及配合程度来综合判断是否需要戴镜。

改善视疲劳的游戏有哪些

有散光的孩子容易出现视疲劳，通过做一些特定游戏增加眼球的运动，可以改善眼部血液循环，缓解视疲劳，让孩子"眼前一亮"。

☽ 描轮廓

游戏目的　　描轮廓游戏不同于辨别看物，它让眼睛有意识地向各个方向运动，从而调节和放松眼部肌肉，同时刺激大脑、拓宽视野、缓解视疲劳。

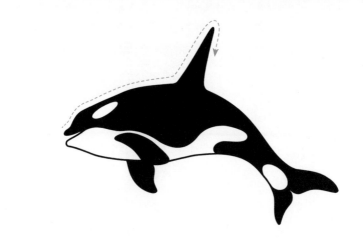

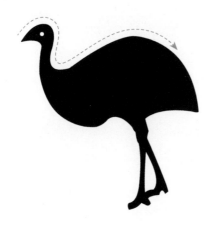

游戏方法

用一只眼睛从图形最外层轮廓的一个点开始，顺着一个方向慢慢地移动，用眼睛描绘完整轮廓；然后换另一只眼睛进行同样的操作。

字母接龙

游戏方法

用单眼从 A 到 Z 按 26 个字母的顺序接龙。

A T S X M F
G W J K L
R Z Q Y
E O P I N
C B U V H D

弱视就是眼睛看东西的能力变弱了吗

什么是弱视，导致弱视的常见原因有哪些

弱视是儿童常见眼病。与近视不同，弱视的孩子戴镜后矫正视力仍低于同龄孩子应有的视力水平，而近视的孩子通过戴镜，视力可以达到同龄孩子应有的正常水平。弱视不仅仅是视力低下的问题，还会影响双眼视功能的建立和完善，需要尽早积极治疗。

◔ 什么是弱视

在视觉发育期内，如果孩子的眼睛出现近视、远视、散光、斜视、屈光参差以及一些先天性眼病等异常情况，令外界景物无法通过眼睛屈光系统进入眼底形成清晰的物像，长此以往会造成孩子视觉发育滞后，导致单眼或双眼最佳矫正视力低于相应年龄的正常水平，且眼睛无器质性疾病，即为弱视。

◔ 弱视的危险因素

单眼斜视、未矫正的屈光参差与屈光不正，以及形觉剥夺都能导致弱视。

🌑 弱视的分类

斜视性弱视	恒定性、非交替性斜视最有可能引起弱视。交替性斜视因双眼获得视觉刺激的机会均等，一般不会引起弱视
屈光性弱视	• **屈光参差性弱视**：当双眼的屈光度数不等时，易导致屈光参差性弱视。屈光参差的程度与弱视发生的概率和严重程度成正相关。双眼远视或近视度数相差大于 150 度或散光度数相差大于 100 度时，屈光度数较高眼易形成弱视 • **屈光不正性弱视**：屈光不正主要为双眼高度远视或散光，无明显屈光参差，且双眼最佳矫正视力相等或接近。远视大于 500 度、散光大于 200 度时，可增加发生弱视的可能性。近视性屈光不正较少引起弱视，高度近视可能引起弱视
形觉剥夺性弱视	最常见的原因是先天性或出生后早期获得性白内障。角膜混浊、感染性或非感染性眼内炎、玻璃体积血以及上睑下垂也会造成形觉剥夺性弱视。此类弱视程度较重且治疗难度大。对患有较严重的单眼白内障的患儿，如果在出生后 2 个月内实施白内障手术并进行光学矫正和视功能训练，预后较好

弱视的诊断标准是什么

儿童的视力是逐步发育成熟的，不同年龄有不同的弱视诊断方法和标准。

🌑 观察异常行为

对于 1 岁以下的孩子，家长可以观察其双眼有无追光、追物反应，两只眼睛大小是否均匀对称，瞳孔中间有无发白的现象，视物时眼球是否出现快速颤动。对于大一些的孩子，家长可以留意其有无异常行为，一旦发现孩子出现以下情况，应及时到眼科检查。

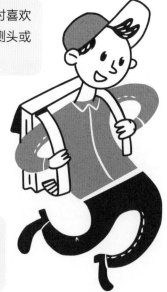

1 看东西时喜欢歪头、侧头或眯眼。

2 看书、写字、看电视时距离过近。

3 书写时有跳字现象，字写得歪歪扭扭。

4 注意力不集中、多动。

5 眼睛容易疲劳，经常揉眼睛。

6 动作笨拙、走路常跌倒、总拿不到东西等。

◐ 遮盖厌恶试验

对学龄前儿童，特别是还不能指认视力表的3岁以下儿童，可以在日常生活中采用"遮盖厌恶试验"，即单眼遮盖的方法判断孩子是否有弱视。家长可以跟孩子玩"海盗船长"的游戏，用纱布把孩子的一只眼睛遮起来，观察孩子的反应。如果孩子表现正常，则问题不大；如果孩子表现得很烦躁，急于把纱布扯掉，说明未遮盖眼可能有弱视。此试验需要对双眼分别进行测试。

◐ 查视力表

对已经有语言能力的孩子可以用视力表测试。视力表购买很方便，居家就能检测。低龄儿可以使用图形视力表；年纪较大、会配合的孩子则可以直接使用传统的"E"视力表。注意不要每行只测一两个视标，要尽可能地多测，提高准确率。

如果认为居家测试不够准确，也可以去医院做视力检查。若发现孩子双眼视力低于同年龄正常值或相差两行及以上，需及时到医院检查以明确视力低下的原因。不同年龄儿童视力的正常值下限：3~5 岁为 4.7，6 岁及以上为 4.85。

● 验光检查

如果用上述 3 个方法检查发现异常，就要及时去医院做验光检查，诊断和治疗弱视必须确定屈光度。弱视的结论不会体现在验光单上，只能通过验光结果知晓视力是否低于正常标准，需要由医生给出专业判断。

弱视是不是戴眼镜就能解决

弱视治疗不仅仅是戴镜，首先要去除病因，有针对性地制订弱视训练方案，在视觉发育期内积极矫治。

● 弱视治疗第一步：去除病因

高度远视、高度散光、屈光参差等导致的屈光性弱视，需要先通过配镜矫正屈光不正，解决视网膜成像不清晰的问题。

斜视性弱视，一般外斜视和非调节性内斜视（远视足矫后内斜视仍然存在且和矫正前一样）需要手术矫正；完全屈光调节性内斜视（远视足矫后内斜视完全消失）和部分屈光调节性内斜视（远视足矫后内斜视部分消失）通过光学矫正（配镜）来处理，部分屈光调节性内斜视根据足矫后剩余的内斜视考虑手术矫正。

形觉剥夺性弱视需要手术解除形觉剥夺的因素后再做屈光矫正，手术后仍然需要治疗弱视。

☽ 坚持遮盖、视觉刺激训练

遮盖、视觉刺激训练等治疗手段都需要在解决病因的基础上进行，所以配镜是弱视治疗的第一步。未配镜或家长不想给孩子戴眼镜就盲目做弱视训练，一般效果很差。

遮盖疗法

遮盖疗法是古老而有效的弱视治疗方法，它是治疗儿童弱视最简单、最经济、最有效的方法。遮盖疗法主要是通过对健康眼或优势眼的遮盖，强迫孩子使用患眼视物，从而消除优势眼对患眼的抑制，达到增强患眼视力的目的。若遮盖治疗3~4个月视力提高不理想，可咨询医生是否延长遮盖时间或转换为光学压抑。

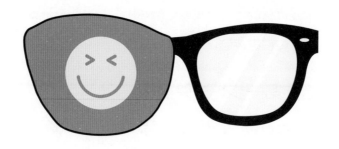

视觉刺激训练

强制使用弱视眼有利于视觉发育和提高视力，可根据患儿的年龄、智力、视力、弱视成因等情况选用穿珠、描图、综合性弱视训练仪以及 VR 视觉训练等多种方法。在治疗方法的选择上，特别是对有近视问题的弱视，必须由医生进行专业的评估指导。

早期弱视 90% 可以治愈

弱视的治疗非常重要，抓住时机，早发现、早治疗，达到临床治愈的可能性非常大。

◗ 弱视不是眼球疾病

弱视患者的眼球结构是正常的，只是视功能发育滞后，绝大部分弱视是可以改善和治愈的。

视觉功能在 6 岁以前快速发育，6 岁以后逐渐减缓，7 岁时发育基本接近成年人。所以在视觉快速发育阶段治疗弱视效果更好。尤其是在幼儿园做入园体检时，若发现孩子的视力跟屈光度数出现异常，一定要及时就医，通过训练可以达到比较满意的治疗效果。

◗ 抓住弱视最佳治疗时机

根据矫正视力的不同，弱视分为轻度（4.9~4.8），中度（4.7~4.3），重度（低于 4.0）。在视觉发育关键期和敏感期以内，及时矫正屈光不正、

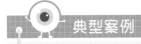
典型案例

弱视不用治，等长大就好了？

9 岁的豆豆是个可爱的小女孩，她戴眼镜已经 5 年了。豆豆 4 岁时，妈妈发现她看人的眼神不对，总是斜着脑袋，走路时常常不经意地绊脚、摔跤，于是赶紧带她去医院检查。结果发现，豆豆的右眼视力 4.8，左眼视力只有 4.3，而且有内斜视。慢散验光后发现，右眼远视 300 度，左眼远视高达 600 度。左眼矫正视力只有 4.5，这是由远视、屈光参差导致的斜弱视。这种弱视无须手术，戴眼镜配合遮盖、精细目力训练就可以提升视力。在全家人的努力下，经过 3 年的治疗，豆豆的内斜视治好了，双眼矫正视力达到了 5.0，但是医生说还要继续戴眼镜，因为远视容易导致视疲劳，斜视也容易反复，双眼视功能还未完善，需要定期复查。每年重新配镜时，豆豆的远视度数越来越低，屈光参差也在逐渐减小。

屈光参差、斜视及去除形觉剥夺因素（先天或后天因素导致外界物体不能在视网膜上正常成像）是预防弱视发生的最有效办法。

　　弱视的治疗效果与年龄有关，3~6岁是治疗的黄金期，9岁后治疗效果相对较差，12岁后很可能难以治愈。弱视治疗的成功率随着患儿年龄的增加而下降，但只要确诊，无论年龄大小都应当进行积极治疗，并在治愈后定期复查。

弱视治疗，贵在坚持

　　早发现、早治疗是成功治疗弱视的关键，但弱视治疗效果取决于能否坚持治疗。

● 弱视训练是长期过程

　　孩子确诊弱视后，应尽早请医生制订治疗方案，固定医生复查，坚持治疗。弱视治疗是一个为期1~3年甚至更长的过程，家长要遵从医生的治疗方案，有足够的耐心，督促孩子坚持治疗。

● 坚持训练，弱视才能不复发

　　弱视的预后取决于许多因素：弱视的原因、严重程度和持续时间、治疗时的年龄、既往治疗史、对治疗的依从性以及并发症情况等。

　　儿童弱视只要治疗及时，方法得当，就会收到明显效果，但容易复发。有些家长摘镜心切，在视力暂时得到提升时就不再严格要求后续阶段治疗，孩子自以为裸眼视物清晰也不再配合治疗。如果见效后就立即停止治疗而不巩固疗效，视力很快又会下降。所以在视觉发育结束前，不建议自行摘镜，要遵医嘱坚持矫治。

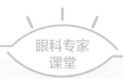

弱视治疗为什么要重视双眼视功能训练？

　　儿童期正是双眼视觉功能（同时视、融合视、立体视）建立、发育、完善的时期。如果孩子在 6 岁前确诊弱视而不尽快治疗，就会影响其视觉发育，严重的会丧失双眼视觉功能，成为立体视觉盲。所以，只重视对弱视眼的视力训练是不够的，忽视对双眼视觉功能的训练不仅会使弱视的治疗效果大打折扣，还会影响高级视觉功能的发育和完善。

改善弱视的特定游戏有哪些

　　在弱视孩子的眼中，世界是模糊晦暗的，他们的内心是敏感脆弱的。家长可以陪孩子多做一些精细目力游戏刺激视觉发育，同时还能增进亲子互动，有趣又有爱。

◑ 刺点游戏

游戏目的　　通过有意识地强迫弱视眼关注某一细小目标，使其被抑制的感官细胞受到刺激，解除抑制，从而提高视力。

游戏方法

1. 遮盖健康眼，若双眼弱视可以交替进行遮盖。

2. 在白纸上用点线画出各种动物或物体作为游戏用图。

3. 手持一支笔，用弱视眼看图形，并用笔尖对准每个点刺下去，反复训练直到刺准。

☽ 穿珠游戏

游戏目的

穿珠游戏是弱视训练项目之一，在长期的精细目力锻炼下，眼睛受到珠子的色彩刺激、珠子和珠孔的空间刺激，从而促进视觉发育，逐步提高视觉灵敏度，同时增强手眼协调能力。

游戏方法

1. 遮盖健康眼，若双眼弱视可以交替进行遮盖。

2. 在明亮的自然光或灯光下进行，眼睛和珠子之间的距离应保持在 30 厘米内。

3. 可按珠子的不同颜色、大小或数目构成进行训练，要集中精力连续不断地穿，并逐渐加快速度。家长最好陪伴孩子一起穿。

4. 每日训练 1~2 次，每次 15~30 分钟，具体的锻炼强度可以咨询医生。

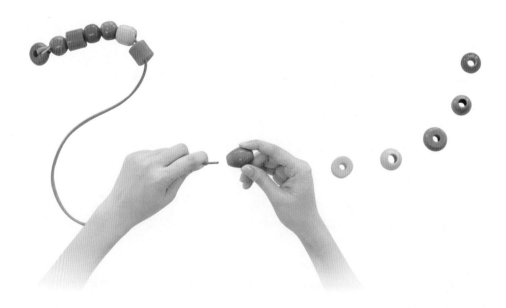

远视究竟是怎么回事

哪些远视是正常的？哪些远视不正常？家长如何判断

有远视储备的孩子，家长的"近视焦虑"会少一些。但是，并非所有的远视都值得"庆幸"，在一些情况下，远视也需要早发现、早矫正。

● 不同年龄拥有的远视度数有区别

孩子出生后，绝大多数都是远视眼，但他们的远视程度并不大，完全可以依靠眼睛的调节力看到清晰的图像，生活和学习几乎不受影响。

不同年龄的远视度数见下图：

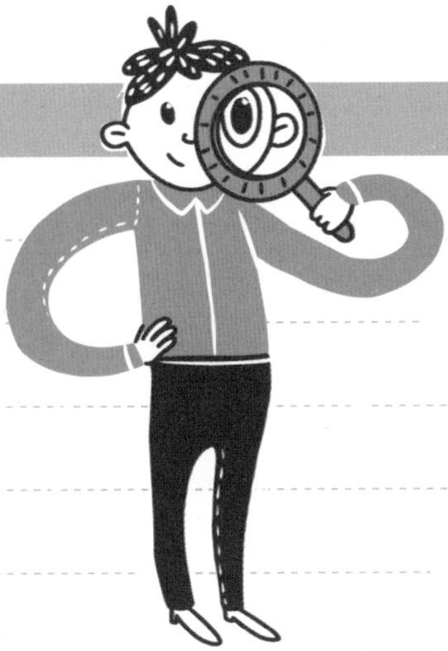

年龄	远视度数
3~5 岁	小于 200 度
6 岁	150 度
7 岁	125 度
8 岁	100 度
9 岁	75 度
10 岁	50 度

不正常的远视有哪些表现

有些孩子的远视度数天生就超出同龄人的正常范围，即使年龄增长，远视度数也没有降下来，并可能伴随一生。如果发现孩子有眨眼、揉眼、歪头、斜眼视物等异常行为，需及时带孩子到医院检查，以免延误最佳治疗时机。不同程度的远视，孩子表现也不同。

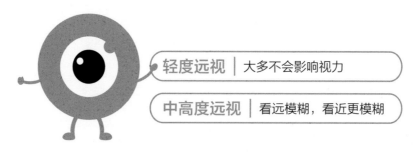

轻度远视 | 大多不会影响视力

中高度远视 | 看远模糊，看近更模糊

治疗远视，临床常用的方法有哪些

确定孩子有远视后，家长一定不可掉以轻心。特别是学龄前儿童处于视力发育的敏感期，这个阶段也是治疗远视和弱视的最佳时机，成年后再治疗则基本无效。因此，家长一定要定期带孩子做视力检查，以便早发现、早治疗。

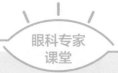

眼科专家
课堂

远视眼有哪些危害？

易造成视疲劳：远视眼由于看远看近都需要动用调节，易出现视疲劳，会影响双眼视功能，尤其是近距离用眼不能持久，易出现读写串行、阅读速度慢、阅读障碍等症状。

易导致斜视：中高度远视眼会过度使用调节，导致集合过度，易形成调节性内斜视。

易引起弱视：远视度数过高时，远近都看不清，在儿童视觉发育期，眼底视觉细胞不能得到足够有效的刺激，容易导致弱视。

☙ 远视如何治疗

远视一般采取常规的光学矫正方式，即戴镜治疗。儿童远视的矫治方法通常有框架眼镜和硬性角膜接触镜（RGP）两种。远视眼镜所使用的镜片为凸透镜。戴镜以后每 6~12 个月重新验光一次，更换可保持最佳视力的远视矫正眼镜。

1	轻度远视	定期随访，视力正常且无任何症状，可不戴眼镜，随着眼球发育可成为正视。若有视疲劳和内斜视者，需要配镜矫正。
2	中高度远视	若存在弱视和内斜视，应尽早矫正远视，治疗弱视和斜视可用散瞳验光配镜、精细目力训练等方法。在验光配镜时应进行详尽的屈光检查，9 岁以下初次就诊的儿童还需要应用 1% 硫酸阿托品眼膏做散瞳验光检查。
3		对单眼高度远视，可以佩戴硬性角膜接触镜。

☙ 远视合并内斜视的孩子如何治疗

远视合并内斜视需要通过戴镜或手术矫正，不但能提高视力，还能矫正斜视，使眼位恢复正位，从而恢复正常的双眼视功能。

儿童远视的治疗方案要根据孩子的具体情况来确定。眼镜处方的确定应依据两个指标：一是眼位，二是视力。处方的原则应以保证眼球不出现斜位为主。如果戴镜后既能保持眼球正位，又能获得较好视力，则可通过戴眼镜来矫正；如果获得较好视力的屈光度不能矫正内斜视，或戴镜 3 个月后眼位不能完全恢复正位，则需考虑手术治疗。

斜视只是斜着头看东西吗

斜视的原因是什么

多数儿童斜视是眼肌的疾病，一旦出现斜视，要尽快去医院检查。

● 斜视是怎么形成的

斜视，就是人们俗称的"斜眼"，即"眼位不正"，是指眼睛平视正前方时，眼球位置不对称。它是儿童最常见的三大眼部疾病之一。目前导致斜视的病因尚不完全明确，可能与神经支配、屈光调节、眼部解剖异常等因素有关。

当孩子出现斜视时，人们会认为是其眼球存在问题。其实，除了某些因眼病引起的斜视外，大多数斜视患者眼球本身没有异常，而是眼肌有问题。眼球运动由 6 条眼外肌控制，分别是控制上下运动的上、下直肌，控制内外运动的内、外直肌和控制眼球旋转运动的上、下斜肌。由于某一条眼外肌发育过度或发育不全、眼外肌附着点异常，眼眶发育或框内筋膜结构异常等，导致肌肉力量不平衡，产生斜视。

出现斜视时，双眼视轴方向不平行，导致双眼无法同时看向一个目标。即只能用一只眼睛注视目标。远视的孩子容易发生内斜视，近视的孩子容易发生间歇性外斜视，屈光参差者患斜视的概率更高。

● 斜视有哪些类型

临床上将斜视分为共同性斜视和非共同性斜视，二者的区别在于是否存在眼球运动受限。如果存在，就是非共同性斜视。

另外，还可根据斜视出现的频率分为间歇性斜视和恒定性斜视；根据眼球偏斜方向的不同，分成内斜视、外斜视、上斜视、下斜视。

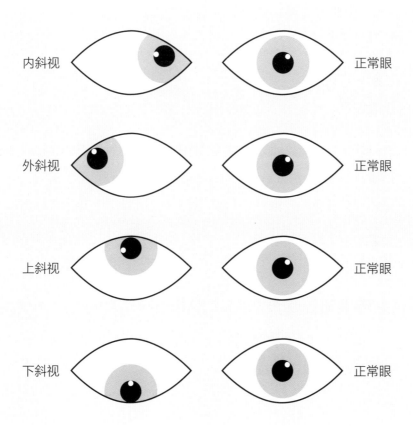

眼科专家
课堂

歪头斜着看就是斜视吗？

歪头斜眼视物是部分斜视患者为了克服复视或混淆视而表现出来的异常姿势，医学上称之为"代偿头位"。但并非所有的歪头都与斜视有关。除斜视外，歪头斜看的常见原因还包括以下情况。

1. 眼球震颤者，为控制震颤而采取的倾向注视。
2. 两只眼睛视力差距较大，视力表测试一般超过2行。
3. 一眼或双眼存在较大散光。

掌握这些，在家也能发现孩子患斜视

有些斜视是显而易见的，有些斜视是隐蔽的，这种隐蔽的斜视，我们称之为"间歇性斜视"。也就是说，孩子的眼睛大部分时间是正常的，仅有少数时间有斜视。还有一种斜视，平时外观上看不出来，但孩子总表现为头向一侧肩部倾斜，当头位摆正或向另一侧肩部倾斜时，眼睛会出现垂直偏斜。对于这些"狡猾"的斜视，家长很容易忽略，一定要留心观察。

● 家用手电筒筛查法

让孩子直视正前方，将光线柔和的手电筒调成最弱模式照射孩子的眼睛，根据角膜映光点来判断孩子的眼位。

| 双眼角膜映光点均位于瞳孔正中，说明孩子没有斜视。 | 有一只眼的映光点位于瞳孔外侧，说明孩子是内斜视。 | 有一只眼的映光点位于瞳孔内侧，说明孩子是外斜视。 |

🌑 发现"歪脖"法

孩子经常歪头视物的现象称为斜颈，因斜视所致者称眼性斜颈。当发现孩子总是歪头视物时，家长可以用一块纱布盖住孩子的一只眼睛，如果斜颈消失，就要高度怀疑眼性斜颈的可能，及时带孩子到医院做进一步检查。

🌑 望远检查法

在户外时，可以让孩子注视远处的景物，如果发现孩子的一只眼睛经常或偶尔向外侧偏斜，两眼位置明显不对称，说明孩子有间歇性外斜视。

🌑 看近检查法

用很小的图片、玩具吸引孩子近距离观看 20 分钟，然后用手电筒观察孩子的眼位，如果发现一只眼睛向鼻侧偏斜，说明孩子存在调节性内斜视。

🌑 借助眯眼法

如果孩子视物时总是喜欢眯着一只眼睛，尤其是在阳光下，则有可能是间歇性外斜视。内斜视者偶尔也会出现这种现象。

不要一说到斜视手术就心惊胆战

儿童斜视应该尽早诊断，如需手术也应尽早手术。很多家长纠结是因为担心手术会对孩子造成更严重的影响。针对这些家长最关心的问题，我们有必要做出专业的解答，希望能帮助家长做出合适的选择。

斜视手术会引起视力下降吗

斜视多是眼肌有问题，眼球是正常的。斜视手术属于外眼手术，不会进入眼球，因此不会对孩子的视力产生影响。即便是术后发生了短暂的视力下降，那也是手术后出现的视觉干扰等因素产生的短期影响。

全麻下进行儿童斜视手术会影响智力吗

全麻虽然有一定风险，但是所有的麻醉药物都会很快被机体代谢，不会留下后遗症。而且随着术中检测仪器的发展，麻醉的深度也能得到很好的控制，基本上能够做到术后很快苏醒。一般手术使用的吸入麻醉，可以达到即吸即睡、即停即醒的效果，不良反应小，孩子也不会太难受。

斜视手术可以一次改"斜"归正吗

斜视手术的成功率很高，做一次就正位是可能的，做两次手术是常见的，做三次手术是少见的。复杂型斜视、重度斜视、年幼及双眼视功能丧失者，有时需要根据具体情况考虑多次手术。此外，由于个体差异以及各种意想不到的问题，都可能需要二次手术。

眼科专家
课堂

有不需要手术的斜视吗？

因远视性屈光不正导致内斜视的孩子经过专业诊断后，属于完全屈光调节性内斜视者，只需要坚持戴镜即可，无须手术。这类孩子只要保证戴镜正位，眼位会渐渐回归正位。即使裸眼有内斜视，家长也不必太纠结，这种内斜视会随着远视的矫治逐渐改善和自愈。除了这种斜视类型，其余不能通过戴镜完全矫正眼位的斜视都需要尽早手术矫正，使眼位达到正位，完善双眼视功能。

临床上治疗斜视的新方法有哪些

眼外肌手术是治疗儿童斜视的关键疗法，当前出现的新技术大大提高了一次手术的成功率。

新型改良调整缝线手术

为了解决儿童斜视再手术的难题，有眼科专家团队经过多年临床实践，改良并自创了眼外肌定量调整手术，成为许多斜视儿童的福音。这种新型改良调整缝线手术在术后 1~3 天内能动态调整孩子的眼位。做调整缝线时，使用表面麻醉滴眼液，只需 3 分钟，调整眼位的工作就完成了。使低龄斜视儿童一次手术的成功率得到提升。

视觉康复训练为手术成功提供必要保障

儿童斜视手术后，根据斜视的类型，进行有针对性的视觉康复训练，可以在一定程度上提升立体视觉功能，起到间接控制眼位的作用。儿童斜视术

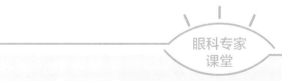

眼科专家
课堂

斜视手术后需要注意哪些方面？

斜视术后，即使手术非常成功，仍需要注意以下 3 点。

坚持戴镜：如果孩子有屈光不正，如近视、散光、远视，术后仍然需要佩戴眼镜。戴镜也是斜视手术后非常重要的后续治疗方法。

视觉康复训练：斜视手术的目的是恢复患者的双眼视觉功能，使患者的双眼能够一起用。但很多患者术后并不能自动恢复双眼视觉功能，还需做一些视觉康复训练。

定期复查：术后患者的远期正位率（手术后至少 2 年能够保持正位，没有明显的反弹及复发）一般在 70%~80%，若复查时有复发的情况，就需要接受第二次手术。

后，积极采用视觉康复训练比不做训练者的正位率要高。实践证明，视觉康复训练是可以控制斜视复发和眼位回退的。

聚散球训练，锻炼眼肌、改善斜视

1 将聚散球绳子的一端，固定在与视线平行的位置，将红球、黄球、绿球分别放在距离鼻尖 60、100、140 厘米处。

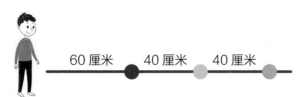

2 将注意力放在绿球上，保持 10 秒。

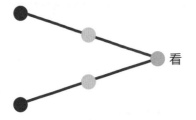

3 将注意力放在黄球上，保持 10 秒。

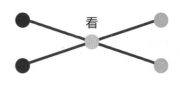

4 将注意力放在红球上，保持 10 秒。

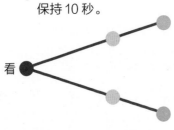

5 将红球往鼻尖的方向移动 5 厘米，重复第二步至第四步，直到红球距离鼻尖 10 厘米处停止。重复第一步至第五步，每天训练 10~15 分钟即可。

眼罩法改善斜视

斜视不仅影响美观，更易导致弱视或者立体视觉缺失。眼罩法可以帮助单眼斜弱视儿童提升视力，有利于双眼视觉功能的发育。

● 眼罩法提升弱视眼视力

斜视儿童双眼不能同时注视同一目标。一眼注视目标，另一眼的视轴会偏离目标。因此斜视儿童左右眼传入大脑的图像是不一致的：正常眼图像清晰，斜视眼图像模糊。两个图像难以融合，大脑就会抑制斜视眼的图像传入，阻止斜视眼工作，导致斜视眼易发展为弱视。眼罩法是遮盖正常眼，让斜视眼独立工作，从而提高斜视眼的视功能，并刺激控制斜视眼的大脑区域，锻炼大脑的融合能力。

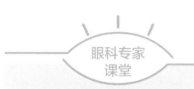

眼科专家课堂

眼罩法有哪些注意事项？

使用眼罩法要严格规定遮盖时间并定期复查。具体时间因孩子的年龄不同而异，必须在医生指导下执行，以防健康眼产生遮盖性弱视。如果用眼罩法训练 3 个月后，斜视眼的视力没有任何变化，则不宜继续使用；如果有效，就应该继续遮盖。何时停止使用眼罩法，也要遵照医生的指导。

● 如何让孩子接受眼罩

为使孩子更容易接受眼罩，可以购买印有不同趣味图案的眼贴、用可爱卡通形象贴布缝制的眼罩或在眼罩上绘制孩子喜欢的图案，还可以给玩具们也戴上小眼罩，与孩子一起做游戏。在健眼被遮盖后，要有意识地让孩子用患眼观察注视细小目标，如画画、穿针、数豆子等，每天坚持 10~30 分钟，以锻炼斜视眼，提高视力和注视能力。还可以在音乐声中，戴上眼罩做摇摆游戏、交叉运动游戏、远近移动游戏等，让孩子感觉戴眼罩是一件有趣的事情，同时促使大脑来帮助眼肌放松。

配镜矫正斜视性屈光不正有好处

斜视眼往往伴有屈光不正，配镜是治疗斜视最重要的方法之一。

◗ 有屈光不正的斜视儿童需戴镜矫正

儿童无论患有何种斜视，都要先进行充分的睫状肌麻痹后验光，检查屈光不正，并予以矫正。内斜视患者的远视性屈光不正、外斜视患者的近视性屈光不正应该全部矫正。还可以用三棱镜矫正斜视，刺激改善眼位。

此外，斜视儿童常伴随不同程度的弱视，也需要戴镜进行矫正训练。

◗ 儿童斜视需要遵照医生指示，定期验光

一般戴镜 3 个月后需要复诊，进行斜视状况评估。部分患儿戴镜后，斜视可以完全矫正或部分改善。

1. 完全屈光调节性内斜视可以通过佩戴远视眼镜矫正全部内斜视。

2. 部分屈光调节性内斜视，矫正屈光因素后，戴镜斜视度明显减小。

3. 间歇性外斜视合并近视的儿童，看近时外斜视明显，佩戴近视眼镜后虽然不能治愈斜视，但部分儿童看近时的外斜视明显减小，或使眼位控制得到改善，有利于保护双眼视觉功能。

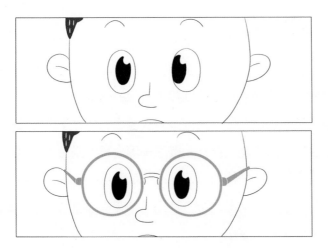

屈光调节性
内斜视戴镜
后正位

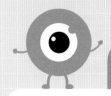

专题　色盲和色弱是怎么回事

色盲和色弱统称为色觉障碍。真正的色盲很少见，色弱比较多见，虽然不会致盲、致残，但会降低生活品质，在入伍、升学、就业以及生活出行上也会受到极大限制。

色盲：不能辨别色彩

色盲者，不能辨别某些颜色或全部颜色。色盲分为全色盲和部分色盲（红色盲、绿色盲、蓝黄色盲等）。大部分的色盲者只是一种颜色分辨不出，而全色盲者的世界是黑白的。

① 红色盲

即第一色盲，患者不能分辨红色、紫色、蓝色、紫红色、深绿色。会把绿色看成黄色，紫色当成蓝色，绿色、蓝色混为白色。

② 绿色盲

也称第二色盲，这类人会把绿色看成灰色系，不能分辨淡绿色与深红色、紫红色与灰色、紫色与青蓝色。

③ 蓝黄色盲

也称第三色盲，患者不能区分蓝色和黄色。

大部分色盲来自基因遗传，男性患遗传性色盲的概率更高，预防先天性色觉异常的有效方法是避免近亲结婚和婚前调查对方家族遗传病史。除了遗传基因的影响外，部分疾病如帕金森病等也可能造成眼部病变而出现色盲。此外，随着年龄的增长，视网膜与视神经退化产生黄斑病变，也会造成辨色困难甚至色盲。

色弱：辨别颜色的能力较弱

色弱也属于色盲的状况之一，比色盲的表现程度轻。区别在于，色弱仍具有辨色能力，色盲则没有。色弱包括全色弱和部分色弱（红色弱、绿色弱、蓝黄色弱等）。色弱者虽然能看到正常人所看到的颜色，但辨认颜色的能力迟钝或很差，有些在光线较暗时几乎和色盲表现相似。

色盲、色弱测试

色盲和色弱的检查大多采用主觉检查，一般在较明亮的自然光线下进行，采用假同色图即色盲本进行检查。可以使用下述快速自检图在家自测，如果不能准确识别，就要到医院进一步检查以明确有无色觉异常。

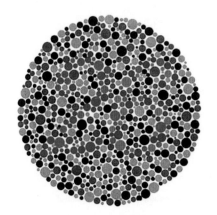

红色盲读出 6，绿色盲读出 2，
红绿色弱者及正常者读出 26

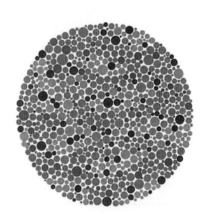

色盲者读出 5，正常者读不出

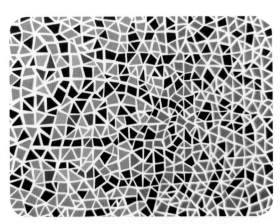

正常者读出 58

174

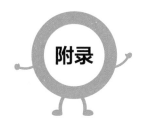

附录

新眼保健操

新眼保健操主要依靠按摩与眼部疾病相关的穴位来刺激血液循环，起到眼部保健的作用。临床研究表明，做眼保健操可以减少眼肌调节迟滞，改善主观视疲劳感受，使用正确的方法做眼保健操对近视眼的防控有积极作用。国家卫生健康委员会发布的《儿童青少年近视防控适宜技术指南》也推荐儿童青少年做眼保健操放松眼睛。让我们一起来学习如何正确做新眼保健操吧！

新眼保健操步骤图

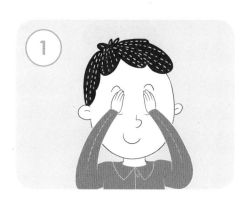

按揉攒竹穴

双手大拇指的螺纹面分别在两侧眉毛内侧边缘凹陷处穴位上，指尖抵在前额上，有节奏地按揉穴位，每拍一圈，做四个八拍。

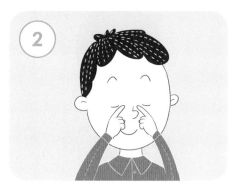

按压睛明穴

双手食指的螺纹面分别按在两侧睛明穴上（内眦眼角内侧半个手指处），其余手指握起，呈空心拳状，有节奏地上下按压穴位，每拍一次，做四个八拍。

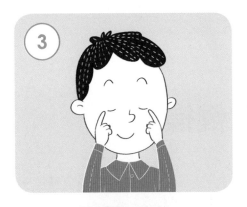

按揉四白穴

先把左、右食指和中指并拢对齐，分别按压在鼻翼上缘两侧，然后食指不动，中指和其他手指缩回呈握拳状，大拇指抵在下颌凹陷处，有节奏地按揉穴位，每拍一圈，做四个八拍。

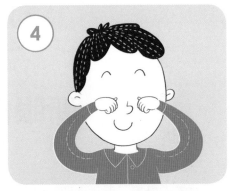

按揉太阳穴，刮上眼眶

用双手大拇指的螺纹面分别按在两侧太阳穴上，用大拇指按揉太阳穴，每拍一圈，揉四圈。然后大拇指不动，用双手食指的第二个关节内侧，稍加用力从眉头刮至眉梢，两拍刮一次，连刮两次。如此交替，做四个八拍。

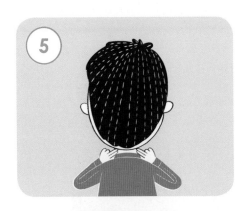

按揉风池穴

用双手食指和中指的螺纹面分别按在两侧穴位上（后颈部，后头骨下，两条大筋外缘陷窝中，相当于耳垂齐平），有节奏地按揉穴位，每拍一圈，做四个八拍。

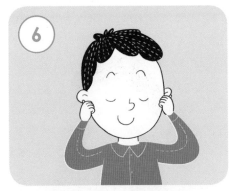

揉捏耳垂，脚趾抓地

用双手大拇指和食指的螺纹面捏住耳垂正中的眼穴，有节奏地揉捏穴位，同时用双脚全部脚趾做抓地运动，每拍一次，做四个八拍。